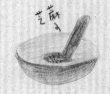
芝蔴
す

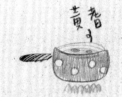

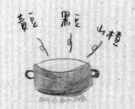

黃豆　黑豆　山楂

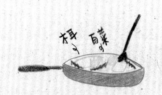

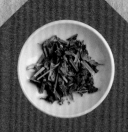

95 種 調養體質的樂活祕方

自然吃，補氣血

28 種提高體溫的溫熱食物
18 種祛寒保暖的活力粥品
6 種改善虛冷的調溫好湯
17 種調養氣血的補氣晚餐
9 種提升免疫力的元氣果汁
6 種暖身又暖心的養生甜品
11 種趕走手腳冰冷的滋補茶飲

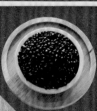

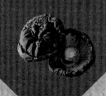

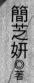

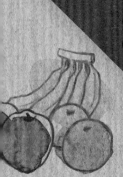

簡芝妍◎著

廖婉絨◎審訂
前台北市立聯合醫院中醫師

祛寒保暖，中醫養生

祛寒保暖，是中醫養生很重要的一環。寒氣影響身體的氣血循環，造成氣血不足，氣滯血瘀，導致身體各種疾病的產生，從感冒、頭痛、失眠、經痛、胃痛、便祕、腹瀉、神經痛、筋骨痠痛，到心臟病、高血壓、糖尿病、痛風、癌症等種種慢性疾病，都與寒氣有關，所以說，「寒冷」是百病之源。

在這分享一個臨床上的案例：

一位三十五歲的小姐因為不孕的困擾前來求助，她告訴我去年因為子宮外孕，受精卵著床在輸卵管，緊急切除這一側的輸卵管，西醫檢查發現她因為長期骨盆腔發炎，導致輸卵管沾黏才會發生子宮外孕，目前她只剩一側輸卵管，而且評估再沾黏的可能性極高，因此婦產科醫師建議她乾脆直接做「試管」受孕，但是做一次試管受孕二十萬左右的費用，不是他們家所能負擔得起，於是她打算先找中醫調理體質。

詢問她的過去病史，發現她二十多歲時因為在飲料店打工，每天都喝冰冷飲品，而且冰店裡的冷氣又開得很強，她說：「工作時滿頭大汗，還特別喜歡在冷氣出風口下直接吹風。」慢慢的她發現自己的白帶分泌物變多，經常陰道發炎感染，原本沒有經痛困擾的她也開始出現經痛的問題，不僅如此，她還經常有偏頭痛、胃痛、腹瀉、手腳冰冷等困擾。

由於工作認真又賣力，她從店員升到店長，最

後加盟創業，過勞和壓力自不在話下，三餐經常不定時，她說：「當時只顧著賺錢，哪有時間去看醫師，而且覺得不過是『小病』，陰道發炎就去藥局買陰道塞劑，每月經痛就吃止痛藥度過。」因為她對自己身體的疏忽，長期的陰道發炎，造成骨盆腔發炎，進而輸卵管沾黏，導致她不幸子宮外孕，切除一側的輸卵管，讓她「求子」之路倍加艱辛。

我建議她：「不管你之後有沒有打算做『試管』受孕，一定要先改善虛寒體質，除了中藥的調理，日常保健更是重要，必須從飲食、運動、生活作息、情緒和壓力調適等方面多管齊下，才能徹底改變體質。」

她也非常認真配合了六個多月，在一次回診時她眼泛淚光告訴我：「今天早上驗孕時，我看到了兩條線！」但是因為不確定是否是子宮外孕，一直等到婦產科檢查確定這次受精卵是著床在子宮，我們才真正鬆了一口氣，她，終於盼到了期待已久的孩子。

從這個臨床上的案例可以發現，導致身體冰冷的原因，和本書中提到的過度依賴冷氣空調、過勞、運動量不足、不良的飲食習慣、濫用成藥等等有很大的關係，小病忽略，演變成的大病經常是一發不可收拾，因此，「調養氣血」的確是當務之急。

「開始」永遠不嫌晚，不管你現在只是小病困擾，或已經是慢性疾病纏身，只要開始照著本書的氣血調養規畫，透過飲食方面來著手，由內而外的改善氣血循環，就可以遠離冰冷症狀，重拾健康樂活。

御絨中醫診所院長　廖婉絨

擁有一個氣血充裕的美好人生！

你知道為什麼自己動不動就感冒、咳嗽嗎？

為什麼每次流行性感冒來臨時，你總是第一個被找上的人？

你知道為什麼自己這麼怕冷、總是手腳冰冷嗎？

你知道自己為什麼總是這麼疲勞，明明睡眠時間很長，卻總是提不起勁嗎？

你知道自己為什麼總是無法入眠嗎？

這一切的狀況，大部分與你身體的血液循環狀態有關，也就是所謂的「氣血循環」品質有關。確切地說，也與你的體溫有關。

如果你有上述的煩惱，通常代表你的血液循環不良、體溫較低，以至於沒有足夠的免疫力與自癒力來應付各種病毒與風寒。

你知道罹患癌症或各種慢性疾病的人，通常體溫都較低嗎？身體冰冷是萬病的源頭，若虛冷症持續無法改善便容易讓你罹患各種疾病！

幸運的是，這一切都是有方法可改善的。你不需要一直當一個冰山美人，只要改變你的作息與生活習慣，調整你的飲食，學習運動鍛鍊，做好日常生活的體溫保養，從現在起你也可擁有一個溫暖的身體、溫暖的心靈，並創造你的健康人生！

對於那些希望長期保有身心健康的人來說，每個月花一點時間來煲湯，花心思照顧自己，關注自己的氣血狀態，這比花錢去求醫或吃藥更省時、更

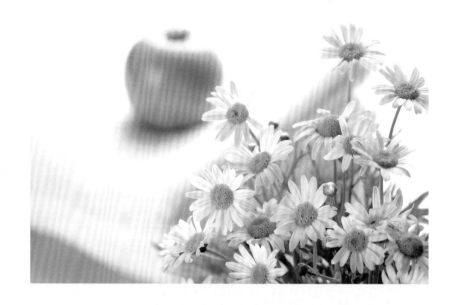

便利，也更安全。當然這並不意味排斥求醫，有病自然要請求專業的醫師診斷、治療。這裡強調的是，平日的調養重於發生病況後的緊急治療。

希望每一個人都擁有一個氣血充裕、溫熱身心的美好人生！

简芝妍

Contents

Part 1 為什麼會產生身體冰冷症？

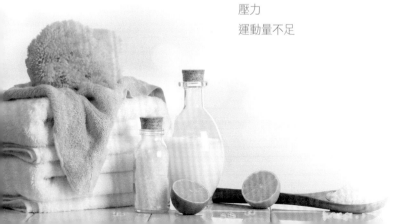

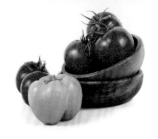

Part 2 溫熱身體的每日飲食指南

Contents

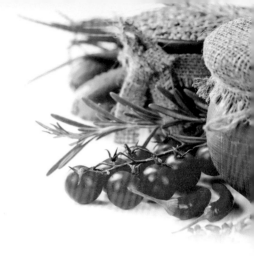

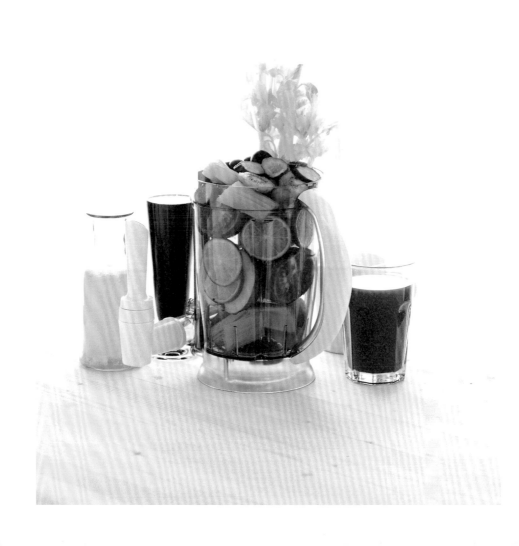

Part 1

為什麼會產生
身體冰冷症？

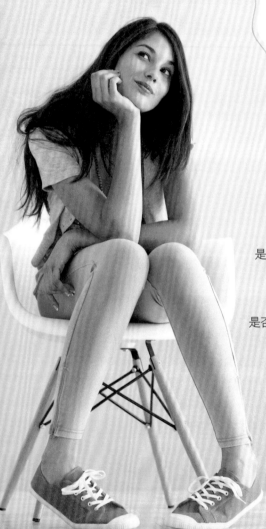

你的身體溫暖嗎？

是否時常出現手腳冰冷、不聽使喚，

需要各種防寒保暖措施？

是否到了夜晚，即使已經蓋上好幾層棉被，

卻依然在被窩裡輾轉多時而無法入睡？

是否即使夏天也很少流汗？

是否待在冷氣房的時間比在自然環境中更長？

請注意氣血循環不良的問題，

那是讓你更健康的重要關鍵。

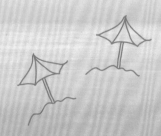

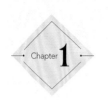
自我檢測是否氣血不足？

你平日不妨經常檢視一下自己是否有氣血不足的現象。以下的小測試可幫助你有效觀察自己的氣血狀況。

☐ 最近常出現心悸現象。

☐ 睡眠品質不好，經常失眠。

☐ 經常出現頭暈目眩的症狀。

☐ 經常出現手腳發麻的症狀。

☐ 經血的顏色偏淡，而且量偏少。

☐ 臉色比較黯淡、蒼白，且嘴脣與指甲的顏色也偏淡。

☐ 說話有氣無力，聲音很小，中氣不足，講話時間一久會喘。

☐ 不耐久站，稍微站立就會很累、頭暈，需要趕快坐下休息。

☐ 很容易感覺疲勞，只是坐著工作也是。

☐ 常常有耳鳴現象。

☐ 皮膚很乾燥，指甲容易裂開。

☐ 常常出現心跳加快、心悸、胸悶、頭痛，偶有短暫的胸口疼痛或呼吸困難。

☐ 手腳經常感覺冰冷。

☐ 胃口不好，經常沒有食欲。

☐ 經常腹瀉、胃痛或脹氣。

☐ 常常感到噁心想吐，嘴角也常裂開。

☐ 睡眠很淺，即使睡眠時間很長，醒來還是很想睡，
　　怎麼睡都睡不飽。

☐ 眼睛下方有黑眼圈。

☐ 經常感覺膝蓋關節等多處疼痛。

☐ 月經不順，常有經痛症狀。

☐ 便祕。

☐ 容易為一點小事就心煩。

☐ 經常感到莫名的不安。

☐ 手腳經常出現浮腫現象。

☐ 牙齦常常出血。

　　如果上述的檢測中你的回答有八個以上「是」，那麼表示你有氣血不足的現象，應該正視這個問題，並且開始進行各種調養工作。

哪些人容易出現冰冷症狀？

　　現代人普遍都有身體虛冷與手腳冰冷的煩惱，尤其是末梢神經的部位特別嚴重。這種手腳冰冷的症狀並不只發生在冬季，就連夏季的高溫季節，許多人依然有體溫低下、容易受寒的狀況。

♥ 女性更容易出現虛冷症狀

　　由於女性的生理特質，每個月的月經週期會流失與消耗一定量的血液，加上作息紊亂、飲食失調、過度節食等生活因素，經常導致女性的血氣耗損過多，而嚴重影響身心健康。

　　女性之所以較容易出現身體與手腳冰冷的現象，原因之一是月經流失過多鐵質。由於鐵質是製造血紅蛋白的重要原料，而血紅蛋白又負責體內氧氣的運送，因此當鐵質的攝取量不足時，營養素就無法充分氧化，導致身體的熱能不足，因而容易感到全身寒冷。

♥ 男性與孩童也是虛冷症的常見族群

　　過去，男性被認定是身強體壯的族群，身體冰冷症狀似乎與之絕緣。其實現今社會中，即使沒有生理期困擾的男性與孩童，也普遍有身體冰冷、體溫過低的症狀。成年男性有身體冰冷症困擾的比例正在大幅度提升中。

　　這是因為成年男性的免疫力正逐年下降的緣故。現今在辦公室裡，不僅女性容易受到感冒病毒侵襲，連男性也無法倖免。尤其在春、秋季節交替時，許多男性帶病上班、腸胃發炎、連日發燒而請假求醫的也不在少數。

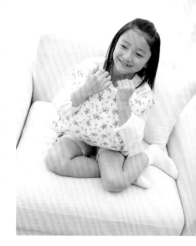

另外，現今孩童大多有過敏體質，其實這也與孩子本身的免疫力有關，而非許多人所以為的是先天遺傳。

你是否也發現，現在的小孩似乎抵抗力特別弱？家中的小孩總是一個接著一個輪流生病，小孩一到了幼稚園上學，就很容易感染感冒？當流行性感冒或腸病毒肆虐時，家中小孩總是第一個中標？

身體虛冷＝抵抗力下降的警訊！

從上個章節的檢測表中可發現，身體出現氣血不足現象而引發冰冷症狀，通常也伴隨經常性的疲勞、精神不集中、嗜睡、臉色蒼白、四肢無力、易受感冒病毒感染、胃腸經常發炎等症狀。

♥ 身體冰冷代表免疫力下降？

為什麼身體冰冷會衍生這麼多症狀？你明白身體冰冷症狀是在傳達哪些警訊嗎？

過去，身體冰冷的症狀並未引起人們注意，這是因為絕大多數女性都有這樣的症狀，總被認為只有冬天才會出現，也因此，大多數人只在冬天才會特別留意這種現象，認為只要多注意保暖，應該就沒有什麼大礙了。

即使有人發現自己因身體虛冷引發不適而求醫，也經常得到醫師「找不到問題」或「沒有生病」的回應。這是因為氣血不足所引發的身體虛冷，並不在現代西方醫學所認定的病症範圍中。正因為因此，絕大多數的人對於自身的冰冷症狀也十分無感與忽視。

♥ 現代人有虛冷症者比以往更多

當今的醫療技術應該是史上最為發達的階段，人們求醫、取藥十分便利，而且有隨時可供查詢的充足醫療保健資訊，也有中醫門診可提供

輔助療法。相較於從前物資不足、醫療環境不發達的年代，現代人可說是處在醫療資源優越又便利的環境中。

但是，現代人卻沒有比以往更健康！許多老一輩的人經常提到，他們小時並沒有像現今這麼多便利的醫療資源與環境，飲食與營養條件也不如現今的豐足美味，但是他們卻不常生病，即便到了成年階段，也少有感冒、腸胃炎等病症。

確切的說，便利文明的物質環境並沒有為人們帶來更多的健康，反而不斷的消耗人們的身體能量，將原本的健康身體消耗殆盡，導致體溫越來越低，而出現全民普遍低體溫的現狀。正是這種冰冷體質，降低了人們的抵抗力與免疫力，並引發各種惱人的慢性疾病。

現在我們知道，冰冷症狀並非只是女性才會面臨的問題，生理期流失血液只是導致虛冷的一小部分原因。確切地說，當今的生活模式與不當的習慣才是導致大多數人發生虛冷症狀的主要原因。

健康小寶典

❀ 人體的溫度與免疫力有非常密切的關係

近年來的各種醫學研究已經證實，人體的溫度與免疫力有非常密切的關係。體溫越高，身體的免疫力就越強，對於殺傷與抵禦癌細胞的能力也越好；反之，身體對於病毒的免疫力也就越弱。若體溫持續無法上升，身體就容易罹患各種慢性疾病，也很容易受到各種感冒病毒的侵襲。

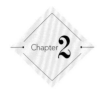

Chapter 2

冰冷症狀會造成哪些疾病？

　　身體冰冷會導致哪些問題呢？是一種季節小症狀還是嚴重病症呢？其實，所有的慢性病都與身體的虛冷有關，身體出現虛冷現象是一種警訊，值得正視，以免日後引發各種慢性疾病。

身體冰冷是萬惡之源

　　身體的冰冷症狀為什麼需要重視？數千年前，中醫的《傷寒論》就已經提出「寒症是萬病之始」的說法。

　　許多人對於自己的冰冷症狀往往不以為意，總覺得這是小問題，只要稍作保養，多穿保暖衣物就可改善。過去我們總以為身體之所以受寒，是因為外在環境的低溫所致，如冬天的低溫、冷氣空調的低溫等。殊不知身體的虛冷症狀，其實與外在的低溫環境並沒有太大的關係（人是恆溫動物），而主要與人們的生活方式——飲食、睡眠、運動、心情等有關。

　　身體長期呈現冰冷現象，往往會導致其他部位也出現不適。留意自己的身體症狀，隨時傾聽身體所發出的警訊，可幫助我們更加瞭解自己的身體現況。如果身體有以下的症狀，請開始正視身體虛冷的問題，確實採用本書所建議的各種調養方式，以改善虛冷症狀。

　　如果任由身體氣血失調、忽視身體冰冷的症狀，長期下來就會導致免疫力下降、血管與血液的狀態惡化，使身體各器官出現機能障礙，甚至引發各種慢性疾病。

身體冰冷的常見症狀

♥ 臉部黯沉蒼白

身體冰冷患者最常見的現象就是臉色蒼白。由於氣血運行不順暢，便在身體各處產生局部淤積現象，導致許多部位無法充分均衡的獲得養分。臉部無法吸收營養時便會泛黃，時間一久就會形成蒼白現象，這是因為氣血不足所引起。

再者就是氣血不足所引起的臉色黯沉，若是沒有改善，就會導致面容憔悴，臉部逐漸現出衰老樣貌。同時也很容易導致頭髮枯黃、嘴脣晦黯無光澤、肌膚乾燥、黑眼圈，甚至掉頭髮。

♥ 出現斑點與粉刺

皮膚上的黃褐斑點與黑斑通常是氣血停滯的主要產物，尤其經常發生在虛冷的失眠患者身上。

由於氣血不足、血氣的運行失調，血液無法按時將營養輸送到各部位，停留在局部皮膚表面的血液就會形成色素，且隨著血液在各處形成堆積而造成深色的斑點。

♥ 肥胖

身體虛冷的結果還容易引發肥胖。許多人以為有虛冷症狀的人大多體形纖瘦，其實許多深受肥胖困擾者，大多有體質虛寒的現象，這通常是因為血液循環不良而引發的。

人體受寒時，體內的氣血無法運行順暢，肝臟與腎臟等代謝器官的功能紊亂，導致體內多餘的廢物與脂肪無法順利代謝到體外，久而久之便在身體內部堆積，長期下來就會形成多餘贅肉，導致肥胖。無處可代謝的脂肪還會堆積在內臟周圍，形成內臟脂肪。

簡單的說，受冷的體內環境會導致吃下去的東西無法被順利消化吸收，轉化為細胞與器官的養分，反而使多餘的脂肪與糖分在體內堆積，這就是肥胖的原因。

♥ 失眠

氣血不足者通常睡眠品質也不好，不僅不容易入眠，即使睡著也總是淺眠，很容易驚醒。

由於氣血失調，體內的血液大量消耗，身體感到冰冷，當然無法輕鬆入眠；又由於大部分的血液集中在腦部，無法流通到身體各部位，在腦部充血的情況下，當然也很難入眠。即使能夠入眠，也無法一覺到天亮，半夜容易驚醒，也常半夜起床上廁所。

氣血不足者睡覺時也會有呼吸深重、容易打鼾的現象，這些都是氣血虛弱的表徵。失眠通常是體質惡化的徵兆，長期睡眠不足者，會導致注意力下降、記憶力減退、內分泌失調，長期下來便會導致免疫力下降。

♥ 心情煩躁、憂鬱

身體冰冷連帶的也會導致心情冰冷。氣血不順，容易引起情緒不穩定，內外都焦慮、煩躁的現象。

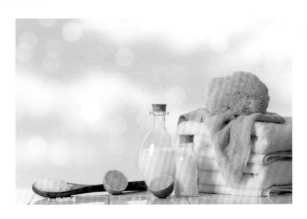

♥ 生理疼痛

身體冰冷症狀也會影響女性的生理期健康，最常出現的症狀就是經痛。身體受寒虛冷所引起的經痛，通常會導致全身性的疼痛或關節腫脹，並有身體發熱、麻木等現象。女性月經的最主要功能就是將體內的污血排出，協助女性排毒，確保身體代謝循環良好。排出的過程需要有足夠的血量、順暢的血液循環，以促進血液屆時能順利排出體外。而身體冰冷患者由於氣血不足，體內沒有足夠的血量，血氣流通也不順暢，導致無法將體內的污血順利排出體外，這些血液便在體內堆積，形成瘀血血塊，造成經痛現象。

♥ 免疫力下降

當身體變得冰冷時，免疫力也會跟著下降。

身體冰冷時，體內的血管收縮，血流受阻，妨礙了體內脂肪與尿酸等廢物的代謝，多餘的脂肪與尿酸便開始堆積在體內，引起糖尿病、高血脂、痛風及高血壓等病症。確切的說，慢性病都是源自於身體內堆積過多廢物無法代謝的緣故。而體溫降低引發的血液循環不良，就是導致身體代謝力失調的元兇！

這幾十年來，科技日新月異，物質文明發達，絕大多數人過著便利、優渥的生活，但是各種慢性疾病的罹患率卻比以往來得更高，舉凡肥胖、憂鬱症、痛風、心血管疾病、癌症、糖尿病的罹患率都有逐年攀升的趨勢，且罹患者年齡一年比一年低。過去只有老年人才會罹患的慢性病，現在青壯年的罹患率也越來越高，這就是冰冷體溫所帶來的後遺症！

❀ 體溫降低時容易罹患文明病

體溫降低時，也會使癌症的發病率遽增。因為癌細胞這種高活躍因子無法在高溫的環境中生存，而身體越冰冷，癌細胞也就越活躍，罹患癌症的機率也就越高。

身體內部環境一旦變得冰冷，內臟各器官就會受寒而僵硬，無法正常運作，長期下來就會導致各器官的機能出現障礙。例如肝臟的代謝異常引發慢性肝病、腎臟排泄功能異常引發腎臟虛弱等，罹患各種慢性疾病的機率大增。

此外，體溫逐漸降低，人體也極容易罹患心血管疾病、憂鬱症、肥胖等。種種跡象顯示，因為冰冷的體溫導致身體免疫力逐漸下降，各種文明病症頻繁發生。

氣血失調容易導致哪些疾病？

♥ 糖尿病

人體氣血不順引發的血液循環不良，會使多餘的脂肪與糖分積蓄在血液中，導致體內葡萄糖過剩。為了要充分利用葡萄糖，人體必須透過胰臟分泌胰島素，若葡萄糖過剩，會使胰臟過度分泌胰島素而出現胰臟耗弱現象，一旦胰島素分泌不足，過多的葡萄糖便會在血液中堆積，導致血糖過高而引發糖尿病。

♥ 心臟病

心臟主要司掌血液循環的幫浦功能，心臟透過血液循環將養分運送到全身，並從肺部獲得足夠的血液來支持心臟的運作。如果因為人體的氣血

不足，導致血液循環不良時，肺部便不能獲得足夠的營養來發揮功能，也就無法順利將血液輸送回心臟，如此就會導致心臟功能低下，引發胸悶、心悸等症狀。

♥ 高血壓

當人體因為飲食過量，導致血液中堆積過多的脂肪與養分時，血液就會出現黏稠狀態，無法順暢流通，如此一來心臟勢必施加更大的力量來促進血液流動，導致心臟施力過大，而引發血管緊急收縮，造成高血壓症狀。此外，由於氣血循環不良，使得血液所輸送的養分無法到達各器官，心肺在缺乏營養的情況下便無法發揮功能，造成心臟與肺臟機能衰退，肺部無力將足夠的血液輸送回心臟，如此也很容易引發高血壓症狀。

♥ 動脈硬化症

當人體因為飲食過量，無法代謝的脂肪與糖分會堆積在血管中，長時間下來就會阻塞血管。而過剩的糖分會黏附在血管壁上，與血管壁的蛋白質產生化學反應而產生活性氧，損傷血管壁，導致動脈硬化。

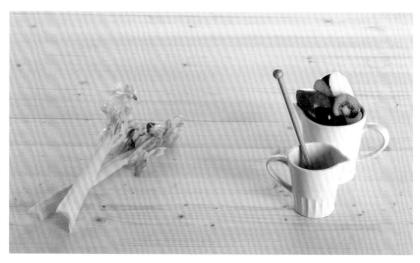

♥ 腎臟與泌尿功能障礙

　　腎臟主要司掌水分的貯存，並負責排出多餘的水分與代謝後的廢物，負責生成尿液，並有調節人體溫度的功能。

　　人體的代謝能力與腎臟功能是否健全有很大的關係。如果血液循環不良，腎臟無法獲得充足的養分，長期下來就會造成腎臟功能低下，引發腎臟炎或腎臟疾病。若加上血液循環不良而使血液中堆積的廢物過多，以致腎臟需要代謝處理的廢物量增高，便會造成腎臟的負擔。

　　當腎臟功能變弱，無法順利將水分與廢物排出體外時，多餘的水分就會堆積在體內，而使身體出現浮腫、頻尿症狀，導致泌尿系統出現障礙。

♥ 慢性胃炎

　　若經常食用高脂、生冷食物、甜食或冰品，很容易出現腹部的虛冷症狀，導致胃腸等器官受寒而引發血液循環受阻。當血液循環受阻時，便無法提供胃腸足夠的營養，而使脾胃的功能低下，引發消化不良、便祕、腹瀉與慢性胃炎，嚴重時還有可能導致胃潰瘍等重症。

♥ 肝臟功能障礙

　　肝臟的主要功能是貯存血液，並進行新陳代謝與解毒，然後將代謝後的營養透過血液輸送到全身。如果氣血循環受阻，血液無法在體內順暢流通而回流到肝臟，便會使肝臟貯存的血量不足，導致肝臟功能低下，而引發慢性肝炎。

　　當人體攝取過量脂肪與糖分時，血液中會堆積過多脂肪廢物，這些過剩的營養輸送到肝臟後，會增加肝臟的工作負擔，長期下來便會降低肝臟功能，導致肝臟機能障礙。

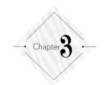

Chapter 3

導
致
身
體
冰
冷
的
生
活
習
慣

身體之所以產生冰冷症狀，除了女性因每個月會流失部分血液所導致，其主要原因還是便利的現代生活模式及不正確的生活習慣。

現代社會中，各種便利的科技產品應運而生：出門有汽車代步，有捷運可提供長程交通，進出家裡與辦公室有電梯代步，辦公空間整天有空調，回到家中又有各種便利的電器設備協助家事。

由於人們過於依賴這些便利的設施，缺乏運動，最後便養成欠缺鍛鍊的體質；而長期處於空調環境，又造成受寒的體質。

過度依賴冷氣空調

室內的空調雖然使人心曠神怡，但是長期待在冷氣房中，有一半以上的人會出現頭痛與血液循環不順暢的症狀，且特別容易感染感冒。現代人過度依賴冷氣，白天待在有空調的辦公室裡，一整天接受冷氣的吹拂，即使回到家中也立即打開冷氣機，而且一開就是整晚，在冷氣房中入睡。有冷氣陪伴的炎夏看似舒服自在，其實卻是人體氣血平衡失調的元兇之一。

人體的內在就像是一台發電機，體溫有自動調節的功能。人體的體溫是恆定的，即使外在環境的溫度達到攝氏十度以下，人體的體溫還是維持在攝氏三十六‧五度左右；而外在環境的溫度高達攝氏三十九度時，體溫也是一樣。

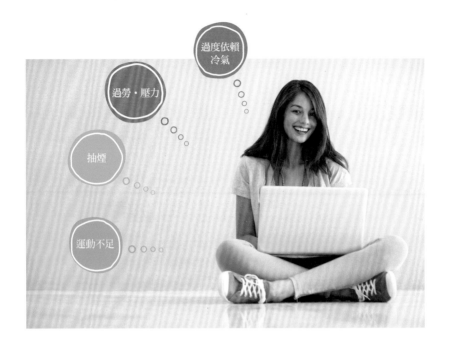

過度依賴
冷氣

過勞．壓力

抽煙

運動不足

　　古代並沒有冷氣機，但人們的身體能夠維持恆溫狀態，自然也能保持氣血的健康平衡。而現代人發明了冷氣機，雖然一年四季都能享受外在的恆溫，但是人體長期置身與大自然節奏不一致的人工溫度中，自然會干擾體內珍貴的恆溫功能。長期待在冷氣空調環境中，人體沒有發汗的機會，加上平常若沒有運動，身體就會長時間處在低溫環境而過度受冷，造成血管過度收縮。由於血管受冷就會收縮，進而影響血液的循環，血液無法順暢流通，養分無法輸送到身體各部位，便會引發身體的冰冷症狀。

　　長期處於低溫的外在環境中，長期下來還會引發腰痛。

　　現代人大多都待在有空調的辦公室裡工作，容易讓身體受涼，而在局部顯現特別冰冷的症狀，包括手腳、腰部、下腹部等，這些部位一受冷，血液就無法送回心臟，而新的血液也無法回流到身體各部位，身體就會特別冰冷。

過勞

你是一位工作狂嗎？是否一工作就無法停下來？平日連夜晚也在加班，週末也依然在工作？如果你是一個不太懂得讓自己休息、放鬆的工作狂人，要特別小心，身體冰冷的症狀也很容易發生在你身上。

過勞與身體的冰冷有什麼直接關係？長期工作過度，缺乏充足的休息，容易消耗大量的元氣，在很疲勞的情況下如果還勉強工作，那麼，所消耗的就不只是元氣，而是內在的氣血。過度疲勞者通常都有氣血不足的症狀，長久下來會影響身體的血液循環，使循環受阻，導致身體冰冷，免疫力也會逐漸下滑。

抽菸

有身體虛冷症狀的朋友要注意了，若你有抽菸的習慣，建議最好戒菸。因為抽菸是導致身體虛冷與局部疼痛的元兇。香菸中的尼古丁成分會破壞身體的毛細孔，影響血液循環，導致血液中的營養無法輸送到身體各部位。香菸中的一氧化碳也會與血紅蛋白結合，降低血紅蛋白的攜氧功能。長期抽菸的人，體內血液的氧氣與鐵營養素的運輸會受到干擾，當氧氣與鐵營養無法順利被身體細胞吸收時，便會產生習慣性的虛冷症狀。

此外，抽菸也會導致身體多處部位出現疼痛現象，首當其衝的就是腰部疼痛。抽菸會使得腰椎間盤中的微血管大力收縮，導致腰部的血液循環受阻，腰部周圍的組織不容易吸收到營養，因而加速腰部肌肉的老化，導致腰部出現疼痛症狀。抽菸時，尼古丁會進入血液中，使血管收縮變細，如此便會減少血液的運輸量。而香菸中的一氧化碳會汰換掉血液中血紅蛋白所攜帶的氧氣，使得腰部本來就不充足的營養越形減少，進而疼痛加劇，甚至出現坐骨神經痛症狀。

壓力

壓力也是使人體冰冷的直接原因之一。現代社會中，在持續快速的工作步調下，現代人很難擺脫壓力。面對壓力的環境，需要學習調整、管理與宣洩壓力，不能夠任由壓力無止境的累積。

壓力會使得自律神經失調，血液循環不佳，導致身體出現冰冷現象。壓力會怎麼影響人的體溫呢？請回想一下當你處在壓力或受驚嚇的狀況下，身體的反應如何？大部分人都會冒出一身冷汗、胃部緊縮、背脊感到非常寒冷，臉部表情也會變得非常僵硬，臉色十分蒼白！事實上，當人體承受壓力時，腎上腺素與皮脂荷爾蒙會開始大量分泌，這時血管也會開始收縮。如果你長期處在如此龐大的壓力環境中，血管經常保持在收縮狀態，使血液無法順暢流通，身體各部位就會感到冰冷，進而引發高血壓或心血管疾病。無法排解的壓力讓人終日處於憂慮的狀況下，這種心情會消耗大量的血液，也會傷及脾胃，使消化吸收能力減弱，導致氣血不足。

運動量不足

你平常有運動的習慣嗎？上一次運動（有發汗才算）是什麼時候？

你的生活模式是否如下——平常出門，不是搭乘大眾運輸系統，就是坐計程車，到了辦公大樓就搭乘電梯到辦公室，下班就窩在家中沙發看電視，家事則有洗衣機與自動吸塵器代勞，就連買東西也大量依賴網路購物，只要動動手指，東西就會宅配到府……平常很少走路，少有時間可運動，更不要說發汗式的勞動了！

如果你屬於上面所述的「懶得動一族」，你極可能會有身體冰冷、容易受寒的體質。現代的科技文明讓人生活更為舒適、方便，這種便利卻導致大部分人很少運動。不運動的結果，就是導致氣血循環不良，各

種感冒、頭痛、疲勞小病症很容易找上你，稍不注意的話，還會罹患各種慢性疾病！

　　肌肉的運動與體溫有密切的關係。人若沒有經常運動鍛鍊，肌肉的力量就會逐漸衰退，肌肉的組織也會慢慢萎縮，這會導致身體內部產生的熱量相對減少。當體內的熱量不足時，就無法有效代謝血液中堆積的廢物。當廢物在血液與血管中慢慢堆積時，長期下來就會造成血液濃稠現象，最直接的就是影響血液的循環。由於血液中堆積廢物，營養的物質反而無法順暢運送到身體各部位，最後造成氣血運行停滯，手腳冰冷，體溫度也會逐漸往下降。

　　運動量不足也容易引發手腳冰冷症狀。由於人體的肌肉也負責將身體末梢部位的血液送回心臟，如果肌肉缺乏鍛鍊，或過度節食導致肌肉力量不足時，就無法有效協助末梢部位的血液送回心臟，而造成手腳冰冷症狀。

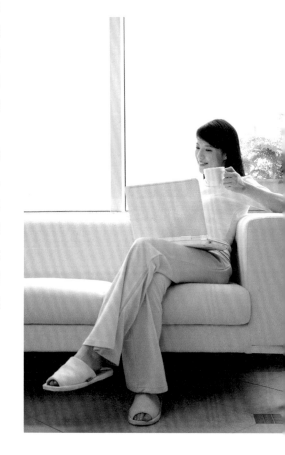

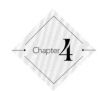

Chapter 4

導致身體冰冷的飲食習慣

吃這件事情，也會影響身體的虛冷嗎？

許多人並不知道飲食是直接影響人體氣血的重要關鍵因素。我們吃下去的食物可左右身體是寒冷還是溫暖，飲食的分量和烹調方式也會影響。

飲食過量造成內臟負擔

現代人經常暴飲暴食或營養過剩，導致胃腸消化吸收功能變差，而這也是引起身體冰冷的原因之一。

並非吃得多、吃得豐盛就能保證身體的氣血充足順暢。因為為了消化大量的食物，全身的血液會流向胃腸，使胃腸的負擔加重，同時也加重肝臟與腎臟的負荷。確切的說，吃太多會導致消化系統過於疲勞，並導致代謝器官功能低下。

全身的血液需要經常集中起來，在胃腸支援消化吸收工作，血液便無法流通全身，幫助運送營養到身體各部位，自然也會引起身體的冰冷症狀。

長期暴飲暴食的結果，會導致內臟的元氣逐漸衰弱，一旦內臟功能減弱，新陳代謝能力也會失調，長久下來就會影響血液循環，造成氣血淤積，形成局部性的手腳冰冷症狀。

節食導致消化吸收功能衰弱

胃腸功能變差，長期下來會引發腹瀉，使營養無法被充分消化吸收，導致氣血不足，引發身體虛冷症狀。

胃腸功能低下的原因之一與過度節食有關。現今有許多女性為了愛美，希望保持更為苗條的身材，平日採取有計畫的節食，不僅早餐不吃，就連正餐也吃得很少，每餐僅食用一點蔬菜與水果，大多時間選擇不吃。

如果你也屬於節食族，要特別小心，氣血虛弱與冰冷症狀一定會找上你！人體各器官與大腦的運作需要一定的營養，過度節食會使體內缺乏營養，長期下來就會導致大腦的能量不足。血液中的攜氧量不夠，最直接的影響就是造成貧血。

如果為了身材的苗條，一味的過度節食，最後賠上的會是自己的健康，導致免疫力下降，引發更多惱人病症上身。愛美的女性一定要留意節食問題。

外食引起的營養不均衡

平常食量很大，每天都吃得過飽，看起來營養似乎沒有問題的人，為什麼還是會有身體虛冷、手腳冰冷的症狀呢？相信很多人內心都曾出現過類似的疑惑。

確切來說，吃得多或吃得飽並不能保證就擁有健康的體質，也無法確保身體溫熱、循環良好。為什麼呢？必須檢視你平常大多吃哪些食物。你的飲食型態與習慣，通常會決定你的體質。

如果你平常大多外食，所選擇的食物又以便當為主，或在小吃攤隨便解決，或購買便利商店的微波食品來果腹，則你所吸收的大多是蛋白質、脂肪與碳水化合物，絕少有機會攝取蔬菜、水果。

如果你一天三餐裡絕少吃到蔬菜、水果等高纖維的飲食，加工食品又吃得較多，身體就會嚴重缺乏礦物質、維生素及食物纖維，這會導致營養的利用、脂肪與醣類的燃燒，及廢物的排泄等活動發生障礙，長久

下來就會造成酸性體質。這種體質通常
會發生血液循環不良、習慣性的便祕，頭
痛、肩膀痠痛等局部疼痛，及手腳冰冷與
身體虛冷的症狀。

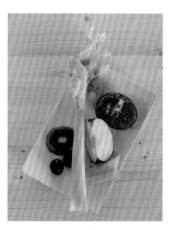

食用垃圾食物造成的營養不良

礦物質、維生素及食物纖維通常只存
在於蔬菜、海菜、水果中，垃圾食物與各
種加工食品中幾乎不含有這類營養素。

而上述這些營養素正好是人體代謝消化所必需的，如果長期食用加
工食品或垃圾食物，將會導致重要營養素缺乏而引發的代謝失調。

加工食品中的化學添加物會造成肝腎的代謝負擔，導致內臟功能低
下，使血液循環失調；垃圾食物中大量的脂肪無益於代謝消化，只會在
體內形成堆積，阻塞血管，使血管變細，導致血液循環受阻，造成全身
的虛冷症狀。

現在開始，別再抱怨父母生給你一副虛弱、冰冷的體質，其實大部
分人的身體狀態都是後天造成的。請為自己的健康負起責任，為了長遠
的健康著想，請謹慎選擇每一天的飲食。

服用成藥使身體更冰冷

當身體出現頭痛、頭暈、生理痛或各種發炎症狀時，你有服用止痛
藥物的習慣嗎？如果你經常依賴止痛藥，身體的虛冷就會開始找上你！

止痛藥物都是化學合成藥品，並沒有天然成分，長期服用這類藥
物，對身體會產生負面影響，引發各種其他的症狀如過敏、頭痛、腸胃
不適等症狀。

長期服用止痛藥會造成體溫更加下降。已經出現身體虛冷症狀者，一定要留意。

　　過度依賴醫生開的藥方，也會造成循環上的問題。因為醫院所開出的藥物也都是化學合成的配方，多少都會產生副作用，引起其他的症狀，進而造成人體需要服用更多的藥物。如此惡性循環之下，體內堆積的藥物越來越多，器官代謝的負擔提高，血液循環失調，導致身體更為虛冷，也削弱了人體原有的自癒力。

　　人體都擁有絕佳的自癒力，如果每個人都能養成良好的飲食與生活習慣，攝取的是天然、溫和的食物，而非現代化的文明產物（加工食品、氣泡飲料、冷氣等），身體自然能產生抗體，能抵禦外來的病毒侵襲，而體內也會自然形成一個強健的體系。你將發現，不需要依賴藥物也能擁有溫暖的體質！

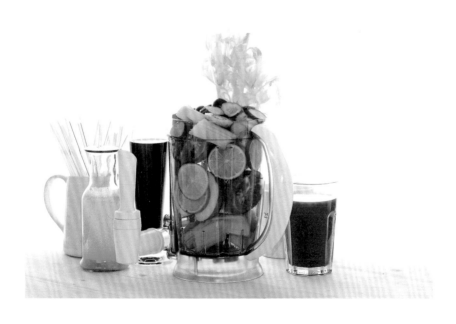

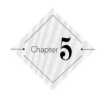

Chapter 5

調養氣血是當務之急

氣血是什麼？氣血是構成人體也是維持人體生命活動的基本物質，氣血的充足與否決定一個人的健康與壽命。

調養氣血為什麼重要

♥ 氣血是反映健康的指標

傳統中醫學將人體的生命力以「氣」與「血」的概念來表示。

人體的第一種生命力是「氣」，它在我們的體內貫穿運行，進行各種生命活動。如果體內的氣充足、且流通順暢，就能創造出健康的身體狀態。

人體的第二種生命力就是「血」，它是為人體輸送營養的必要力量，能將營養輸送到全身細胞與器官，滋養各內臟器官。當體內血量充足、血流運行順暢時，身體就會充滿活力，擁有十足健康的狀態。

傳統中醫談到氣與血的運行時，也強調五臟六腑氣血流通狀態的重要。因為人體是一個各部位器官相互支援的有機體，內臟的健康須仰賴充足的氣血聯繫與流通，當氣血與內臟能相互協調時，便能充分發揮功能，人體自然就會健康、有活力。

內臟器官的滋養、骨骼與經絡的發育、皮膚與毛髮的健康都依賴氣血的支持。具體的說，沒有氣血就沒有生命的一切。

因此，氣血是否健康，通常會呈現在身體外在。當氣血失調或氣血不足時，通常就會出現上述篇章所

提到的手腳冰冷、臉色蒼白、心悸、疲勞、失眠或身體無力等症狀。當身體出現這些症狀，通常就是在提醒我們，體內氣血循環不良，需要好好檢視自己的生活作息是否失調、飲食是否不均衡、壓力是否過大、工作是否過勞。

重視氣血狀態，保養它，照顧它，是每一個愛護自己、珍惜健康的人必須學習的觀念。

♥ 調節氣血使人青春美麗

氣血充裕會讓人擁有美麗的皮膚、紅潤的氣色、健康的頭髮與指甲。氣血的調養對於女性來說特別重要，想要保持青春狀態、容貌美麗又健康，首要的條件就是氣血充足、順暢。

要知道一個人的氣血是否充足，通常可先從人說話的聲量來判斷。說話聲音宏亮且清脆，通常可代表此人的氣血充足。

氣血是否充足也反映在臉部與身體外觀。氣血運行通順時，血液才能夠將營養帶到身體各部位，包括臉部肌膚。氣血充足的人，通常毛髮茂盛烏黑、臉部紅潤、眼睛明亮有光澤，指甲飽滿紅潤，嘴脣色澤紅潤。

♥ 調整氣血，讓體溫升高，增強免疫力

良好的氣血也會反映在身體內臟，滋養這些平常看不見的內在部位。內臟健康最直接的表現，就是人會擁有較旺盛的元氣、有較佳的注意力與集中力，同時也有較高的耐力。

調節內臟器官的氣血，能使身體強健、活力旺盛。當人體的氣血充足、順暢時，內臟器官就能直接獲得充分的營養與滋潤，自然能培養出強健的體質，免疫力也能提升。

調整氣血狀態，讓血液循環順暢，體內所有的代謝器官都會活躍起

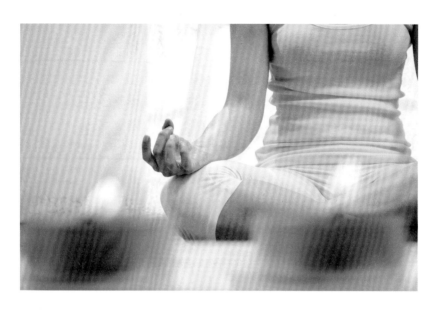

來，排泄功能也會跟著提高，能將體內的各種廢物與毒素排出體外，使體溫升高，如此一來，罹患感冒、肥胖、糖尿病與各種慢性疾病的機率就會大大降低，並能遠離癌細胞的侵襲！

　　無論是女性還是男性，保養身體的當務之急就是調整氣血狀態，讓身體保持較高的體溫！

調養氣血的重點

　　要擁有充足的氣血，依賴的是均衡的飲食、順暢的消化力及充足的睡眠。氣血之所以不調，除了因為外在環境冰冷之外，更主要的因素是各種不良的生活習慣導致身體代謝力降低，及壓力過大引發的血液循環失調。

　　氣血調養可透過飲食、運動、按摩、泡澡與精神等五大方面來著手，希望本書的內容能幫助讀者由內而外的改善氣血循環，從此遠離冰冷症狀。

　　此外，由於人體是一個微妙的體系，氣、血與各器官的關係緊密，

因此在調養氣血時，不僅要直接針對血液的滋養、補充下工夫，同時也要留意肝臟、心臟與腎臟等內臟器官的保養。

心臟主要的功能是促進血液循環，並將血液中的養分輸送到全身，心臟功能如不強健，就會影響血液循環的品質。腎臟是代謝廢物的器官，如果腎臟功能出現異常，便無法有效代謝水分與廢物，容易導致身體寒冷症狀。而肝臟是貯存血液的器官，如果肝功能不良，就無法貯存血液，會導致血液循環變差。

由此可知，只有內臟器官機能強健、完好時，才能幫助人體順暢的輸送血液、貯存與代謝。本書的氣血調養重點，也將部分著重在滋補內臟功能的飲食與運動設計。

健康小寶典

✿ 如何增進血液循環

◎**飲食滋養** 補血最直接也最快速的方式，就是規律的攝取三餐，從溫性的飲食中來獲取養分。此部分的重點是補充各種補血的營養食物，及溫熱的滋補飲品。

◎**提高運動量，鍛鍊肌力** 運動是能夠直接改善新陳代謝能力的方式。藉由計畫性的運動，可讓人充分活動身體，加強鍛鍊肌肉的能力，以提高全身的新陳代謝，促進血液循環，使體溫升高。

◎**按摩全身** 按摩、刺激身體的重點氣血穴位，使全身氣血通暢。

◎**強健內臟** 透過飲食、運動、按摩來調養肝臟、腎臟與心臟功能，以幫助內臟器官活化，提高脾胃的消化吸收能力，並充分消化吸收所攝取的補血營養食物。

◎**泡澡** 養成經常泡澡的習慣，讓身體溫熱、發汗，可促進血液循環，有效溫熱身體，調節體溫。

Part 2

溫熱身體的
每日飲食指南

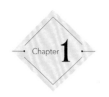

Chapter 1

提高體溫的飲食選擇要領

女性有週期性失血的特點，因此大約有三分之一以上的女性都有不同程度的貧血現象，所以女性平日的調補重點以養血為優先。透過飲食來調養氣血可說是最為天然、最安全，也最為有效的體溫調補方式。

選擇重點食物直接補血

要有效調養氣血、讓身體溫熱起來，應該吃哪些食物較好呢？具體來說，外表呈深色的天然食物通常具有較好的溫熱效果，如紅色、黑色、深綠色等。深色的食物要比淺色的食物更能幫助體溫升高，並發揮保暖身體的功效。此外，鮮黃綠色的食物，因為含有葉綠素與維生素E，也能促進血液循環。

在深色食物的選擇上，不妨以紅色與黑色的食物為優先。此外，深綠色的食物中普遍含有鐵質，也應該多加攝取！

鹼性且非加工的食物才能溫暖身體

學習調養氣血的第一課，必須好好認識食物的屬性。首先要瞭解，食物有酸性與鹼性之分。酸性的食物以肉類為主，會在血液中呈現酸性；而鹼性的食物以各種蔬菜、水果、海菜、菇菌、堅果等為主，會在血液中呈現鹼性。

過量食用肉類，身體會呈酸性，血液裡的脂肪過剩，導致氣血的運行受阻，阻擋血液輸送養分的功能，造成代謝機能低下，引發身體的冰冷症狀。

此外，必須盡量選擇天然的食物，避免食用加工

食品。如同前面篇章所述，加工食品加入過多化學添加物與色素、防腐劑與調味劑，不僅營養成分很低，且非天然的添加物不容易代謝，長期堆積在體內，會逐漸消耗身體的元氣，使氣血循環疲弱，身體更加虛冷。

　　所有天然的鹼性食物都具有促進血液循環的絕佳功能。鹼性食物是屬於消化性與代謝力較好的食物，礦物質與纖維質都很豐富，多食用就能幫助血液循環順暢、氣血充裕，幫助你遠離冰冷。因此，調養氣血的第一件事就是少吃肉類食物，盡量多吃蔬果類等鹼性食物！

紅色食物滋補血液

　　紅色的食物通常顏色都非常鮮豔，如蘋果、櫻桃、蔓越莓、草莓等，這些食物會令人想起心臟與血液的顏色。確實，紅色的食物通常都具有滋養血液與心臟的功能，因此養血飲食的第一名，就是能補益血氣的紅色食物。

　　紅色食物之所以呈現紅色，是因為含有異黃酮素，它是一種很優越的抗氧化物，能幫助增強免疫力，防止身體受到自由基的侵襲。因此，紅色食物令人想起優秀的作戰將領，能夠燃起人們的戰鬥力，對於人體不僅有加溫的效用，同時也能充分保護身體，但食用時仍應考量食物屬性。

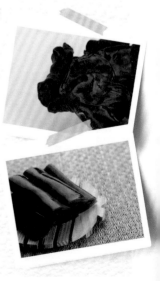

黑色食物幫助造血

　　黑色的食物也是溫暖身體的重點食材。所有的黑色食物都含有豐富的維生素與礦物質，能發揮活化細胞的功能，並能有效促進造血，提高人體的新陳代謝。

黑色的食物通常能滋補腎臟，同時也具有補虛、驅寒作用，特別適合需要溫暖的虛冷患者食用。

黑色的食物含有豐富鐵質與多種微量元素，具有補血與補氣的效益，能使身體血氣暢通，避免受寒而影響血氣的運行，造成手腳冰冷的現象。

桑椹、香菇、黑木耳、海帶、黑芝麻、烏醋、黑豆等黑色食物都具有這種補益特質，能有效溫暖身體，促進血液循環，驅逐體內的寒氣。

黃綠色食物促進血液循環

黃綠色的食物裡面通常含有能夠促進血液循環的維生素 E，及能夠幫助強健血管彈性的維生素 C，因此多食用黃綠色的食物能促進血液循環及新陳代謝。另外，黃綠色的食物如菠菜裡含有葉綠素，能幫助清潔血液，改善循環不良的狀態。而黃綠色食物裡面的維生素 C 還可促進鐵質充分被身體吸收。

黃色與橘色甜椒、黃瓜、橘子、柳橙、胡蘿蔔、南瓜、菠菜等都屬於黃綠色的食物。

根莖蔬菜培養元氣

選擇根莖類的蔬菜也有助於溫暖身體，一般被稱為熱性蔬菜。根莖類的蔬菜如馬鈴薯、洋蔥、胡蘿蔔、番薯、甜菜根、白蘿蔔、蓮藕、山藥、蘆筍、芋頭、竹筍等，這類蔬菜都是根植於大地底下的蔬果，澱粉與蛋白質含量較高，通常能夠補充人體的能量，帶給人強健的元氣與力量。

多吃根莖蔬菜就能幫助提高體溫，使身體逐漸溫暖

起來。根莖類的蔬菜還能有效滋補腎臟，增強腎臟的功能。建議身體虛冷者，最好在每天的飲食中，能有計畫的攝取根莖類的食物。

聰明攝取提高體溫的營養素

維生素E

維生素E是調養氣血者最需要認識的營養素！

維生素E又被稱為青春的營養素，這是因為它能保持人體的活力，防止老化，還有修護身體組織細胞的功能。

維生素E的主要功能更在於促使血液循環，幫助緩解身體虛冷與手腳冰冷症狀。充足的維生素E能改善疲勞，紓緩腰痠背痛症狀。

所以，多食用花生、南瓜、胡蘿蔔、核桃、杏仁、芝麻、蜂蜜等食物，可有效補充身體不足的維生素E。

鐵質

鐵質是補血的第一名營養素！鐵質是構成紅血球的成分，而紅血球是為身體輸送氧氣的細胞，當紅血球中的鐵質充足，就能將新鮮的氧氣充分輸送到身體各部位，保持身體的血氣充足，因此鐵質的攝取非常重要。

含豐富鐵質的食物有菠菜、胡蘿蔔、芝麻、紫蘇、黑木耳、芹菜、海帶、紫菜、香菇、黃豆、核桃、紅棗、蠶豆、桃子、香蕉、葡萄、櫻桃、黑木耳、蘑菇，及深紅色的水果與深綠色蔬菜。

銅質

銅元素也是值得推薦的補血營養素。銅元素主要的功用在於促進鐵在胃腸內的消化吸收，並協助將鐵質送到骨髓中造血，所以當體內銅元素不足時，會影響造血功能。銅元素更是維護腦組織功能的要角，缺乏銅元素會導致大腦供氧不足。

含豐富銅營養素的食物有糙米、芝麻、柿子、菠菜、黃豆、堅果類、葡萄乾等。

葉酸

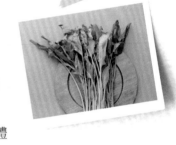

葉酸是調養氣血不可或缺的營養素，也是女性所必需的，因為女性在懷孕與生產期間會流失較多養分，葉酸則能補充與緩解營養的缺乏症狀。

葉酸是維生素 B 群家族中的一員，是人體細胞生長與分裂過程所必需的營養物質之一，葉酸還參與核酸合成、促進胺基酸合成蛋白質，及血紅蛋白與各種腎上腺素等化合物的合成。多食用含有葉酸的食物能補充體力，增強免疫力。含有大量葉酸的食物有豆製品、菠菜、水梨、鳳梨、蛋、堅果、柑橘及全麥製品等。

維生素B_{12}

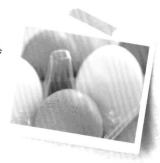

人們很容易忽略維生素B_{12}的攝取。身體虛冷患者往往有維生素B_{12}不足的現象，而經常出現頭暈、疲勞、精神倦怠等的貧血症狀，通常也與缺乏維生素B_{12}有關。

維生素B$_{12}$與蛋白質、脂肪酸的新陳代謝關係密切，如果體內脂肪酸代謝不正常，就會破壞神經系統，使運動神經失調或感覺遲鈍。乳酪與雞蛋中含豐富維生素B$_{12}$，可多攝取這兩種食物。

正確烹調可強化補氣血效果

避免高脂肪

在準備調補氣血的飲食時，須留意脂肪的分量。上述建議的各種補血營養素只有在油脂成分較少的情況下，才能被人體充分的吸收。因此在烹調補血的相關飲食時，切記一定要控制油脂的分量，不可過多。

鐵質＋維生素C可提高鐵質吸收率

在選擇鐵質食物的同時，還要注意鐵質的吸收率。有的食物雖然含鐵量高，但是鐵質的吸收率卻不見得同等高。如蛋黃的含鐵量雖然較高，但是與其中的磷等有機物結合，鐵質的吸收率便相對降低。因此不妨搭配適當的食物，有效促進鐵質的吸收。

維生素C能促進鐵質充分被人體吸收，平常在安排飲食時，不妨將含鐵量高的食物與含有維生素C的食物一起烹調食用，這樣便能促進鐵質的吸收。

熟食比生食好

現代人流行吃生機飲食，生食蔬果雖然健康，但是並非人人適合。由於生鮮的蔬果通常屬於涼性，生食會使體溫降低，無助於身體的新陳代謝，最好還是確認自己的體質再決定是否採取生食的方式。

在食用生菜沙拉時，最好多選擇溫熱性的根莖類蔬菜如蓮藕、洋蔥、胡蘿蔔，以避免降低體溫。

為了達到更好的效果，建議在安排調養氣血的飲食時，最好選擇加熱烹調的方式，稍微水煮或燉煮的方式也可以。

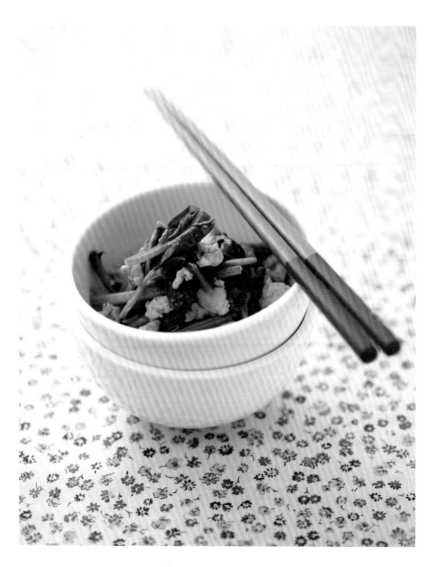

Chapter 2

28種提高體溫的溫熱食物

「自己料理食物來幫助調養氣血，聽起來好像很困難！」

「調養氣血似乎要使用各種複雜的中藥材料，自己製作調理方便嗎？」

當我們下定決心要改變體質時，飲食的調整絕對是不容忽視的。體溫是溫熱還是虛冷，通常取決於我們的飲食。規律且溫熱的飲食是補血最有效也最直接的方法，因此你必須下定決心改變過去營養不均衡的飲食習慣，戒除吃垃圾食物與加工食品的惡習。

現在就來認識一些能夠幫助你提升體溫、有效溫熱身體的食物，這些都是日常生活中容易取得又美味的食物。而為了你的健康，從現在開始，請多食用這些能調整體質的溫熱食物！

菠菜

深綠色的菠菜，含有豐富的鐵質與葉酸，向來就是補血養血的首選食材。菠菜裡的鐵質能使人氣血充足、膚色紅潤、容光煥發。

菠菜裡的葉酸能為人體充電，帶給人充沛的活力，消除疲勞，對於貧血引起的虛弱體質與冰冷症狀，菠菜都能提供充足的營養補充。

菠菜也含有十分可觀的蛋白質、維生素A、B、C、K。多吃菠菜，就能補充這些營養素，而促進血液循環，帶來好氣色。菠菜也能夠清理腸胃裡的廢物，保持血液的清潔、流暢，進而改善體溫低下的困擾。

胡蘿蔔

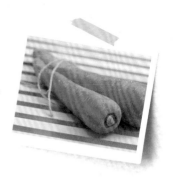

胡蘿蔔又被稱為「小人參」，這主要是因為胡蘿蔔裡含有所有人體所必需的維生素與礦物質，及食物纖維，多食用胡蘿蔔就如同吃人參一樣能幫助強健身體。

胡蘿蔔含有豐富的 β -胡蘿蔔素，及鉀與鈣，多食用胡蘿蔔能促進血液循環，使身體保暖，還可改善肩膀疼痛、腰痠背痛、膝蓋疼痛、生理痛等症狀。

胡蘿蔔飽含維生素 E 與 A，具有滋補潤燥的美容功效。多食用胡蘿蔔能緩解皮膚的乾燥、粗糙，甚至修復裂痕，還能增加皮膚的彈性與柔韌性，防止皮膚老化。

胡蘿蔔也有美容瘦身的功效，其豐富的膳食纖維，能促進消化，幫助健胃，提高新陳代謝。想要保持苗條身材，又不希望身體變得冰冷的女性，不妨多食用胡蘿蔔。

蘋果

許多人都會以蘋果來形容女性的美麗臉色。確實，蘋果不僅是含有全方位營養的水果，還是一種能使人由內而外美麗的食材。

蘋果最為優越的功能之一就是能調整胃腸，其中的果膠纖維能提高腸道內的益菌數，有效清潔腸道與血管，防止血管阻塞，有助於血液循環通暢。蘋果中的有機酸物質能刺激胃液分泌，促進消化。

蘋果中含有鉀、銅、碘、鋅等礦物質，能幫

助血液保持鹼性，改善酸性體質、代謝力低下的症狀，促進血液循環。蘋果中豐富的礦物質還能使皮膚保持光澤，有助於延緩衰老。

　　蘋果中的鉀能降低血壓，並維持血糖指數的正常，抑制動脈硬化的發生。在寒冷冬天，不妨多食用蘋果來調整血壓，保護心血管。

　　蘋果還以高維生素C含量著稱，因此一直受到愛美人士的青睞。每天一顆蘋果，不會造成身體虛冷，還可讓你氣色紅潤。

葡萄

　　葡萄是口感甜美的水果，也是補血效益很高的深色食物，從果汁、果皮到果核都有相當高的營養成分。

　　葡萄中的鐵質含量豐富，能直接供應造血所需要的營養，身體虛弱或冰冷症狀患者應該多食用葡萄來補充流失的血液。

　　葡萄中的單寧酸、脂肪酸、水溶性維生素B，能幫助人體抗氧化，有助於提高身體的免疫力，抵抗衰老。

　　葡萄中多種礦物質的成分能使身體保持鹼性，促進腸道消化、清潔血液、幫助代謝。葡萄可幫助人們調整虛冷體質，使人體溫熱並充滿活力。

薏仁

　　薏仁雖是白色食物，不過因為含有豐富蛋白質、維生素，長久以來被視為優質的美顏補品，在調理氣血時也常運用薏仁。薏仁中的維生素B_1、B_2、B_5很豐富，能促進代謝，去除身體多餘濕氣，也有調理氣血的功效。對於血液循環不良引起的月經

不順症狀，多飲用薏仁燉煮的湯品能發揮調養的功效。

黑芝麻

黑芝麻是典型的黑色食物，微量元素與鐵質非常豐富，自古就被運用在補血與補氣的調養上。黑芝麻最為優越的營養成分是維生素E，能幫助促進血液循環，也能修復身體組織與細胞，發揮深度的滋養功效。

黑芝麻的蛋白質與脂肪很豐富，能強健體能與補充能量，對於貧血引起的體質虛弱症狀有深度的滋補作用。

黑芝麻中的礦物質種類豐富，包括鈉、鉀、鈣、鎂、磷、鐵、銅、鎂、鋅等，這些營養素能改善貧血，幫助緩解虛冷症與便祕症狀。充足的礦物質也能溫和的穩定情緒，改善因身體冰冷引起的情緒低下或憂鬱現象。

此外，黑芝麻中的維生素A與B_1、B_2、B_6、B_{12}等也很豐富，能提高身體的代謝，使血液運行順暢。多吃芝麻，就能改善臉色蒼白現象，使臉部恢復光澤。多吃黑芝麻不僅養血還能養髮，其多種脂肪酸與含硫氨基酸，都是養髮與生髮所需的營養，能滋養頭皮，對於頭髮生長有莫大助益。

杏仁

杏仁是許多人冬天飲用甜品時最愛的食材，其實它也是一道不可多得的養血聖品。

杏仁中含有豐富的維生素B_{12}、維生素A、脂肪及揮發油，具有擴張皮膚血管、改善血液循環的功效。杏仁中的維生素E非常豐富，能促進血液循環，改善虛冷症，同時能滋潤細胞組織，修復細胞。

多食用杏仁，不僅能調補氣血，還能滋潤肺部，有效強健容易在秋冬受寒的心肺功能。

枸杞

顏色非常美麗的枸杞，屬於橘色食物，含有豐富的胡蘿蔔素，自古就是增強人體免疫力的絕佳食品。

枸杞中的維生素C很豐富，能提高身體的免疫力，滋補身體。枸杞含有 β-胡蘿蔔素及豐富維生素E，能幫助補充氣血，改善虛冷症，使身體充滿元氣。

枸杞也是鈣、磷、鐵的寶庫，這些都是補血與造血所必需的營養物質，經常食用枸杞燉煮的食物，能幫助調養氣血，恢復紅潤的好氣色。

紅棗

紅棗是典型的紅色食物，也是調養氣血的飲食中，最值得推薦的食材。

紅棗的滋味甜美，與任何食物一起燉煮，都能創造甘甜潤澤的口感。紅棗自古就是女性的好朋友，是補血調養的首選食材。紅棗是傳統中醫常使用的藥材，具有優越的補氣作用，又因為含有豐富鐵質，能直接養血，改善貧血現象，並能滋養內臟與調養肌膚。紅棗中含有豐富的維生素，因此被稱為活的維生素藥丸。紅棗中的維生素A能增強身體的免疫力，維生素E則有促進血液循環、改善氣血循環不良的效果，維生素C也能增強身體的免疫力，提高代謝作用，幫助其中的鐵質充分被身體吸收。

百合

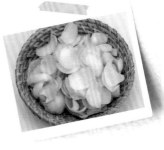

　　中藥藥材中常見的百合是一種值得推廣的活血食材，其豐富的鈣、磷、鐵等礦物質，是安定情緒的重要成分。

　　百合也是重要的補血食物，其所含的蛋白質、脂肪、維生素，能幫助強健體能，健胃養血。所含鐵質也非常豐富，具有良好活血功能。多飲用百合調製的滋補湯，能發揮調養氣血，改善虛冷的功效。屬於白色食物的百合，也是滋補肺部的食物，能幫助調養心肺功能。

海帶

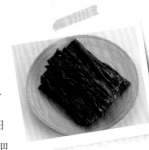

　　海帶是眾所皆知的黑色食物，以海帶為代表的各種海菜飲食，都很值得推薦。

　　黑色食物向來以含有豐富微量元素而著稱，海帶可說是礦物質的寶庫，可減少動物性脂肪在體內堆積，由於含碘量非常高，能促使頭髮烏黑亮麗，也能夠防止肥胖，是非常好的健美食物。海帶中含有豐富的碘質與鐵質，碘是製造甲狀腺的主要原料，鐵質則是製造血紅血球的主要元素，多食用海帶可改善失血引起的貧血現象。

　　多食用海帶能使血液呈鹼性，因為海帶中的碘質與鐵質能有效排除身體內廢物，促進身體的新陳代謝。海帶中含有褐藻醣膠，因此會在表面產生黏滑物，這是一種能幫助人體產生免疫力，且有助殺死癌細胞的營養物質。

花生

　　花生是公認的健康食物，也是很好的補血食品，因此女性應該多多

食用。花生的紅色外皮含有多酚抗氧化物，能幫助淨化血液，促進血液循環，增加血小板的含量，提高毛細血管的收縮功能，幫助骨髓造血，對於貧血症狀有改善的效果。

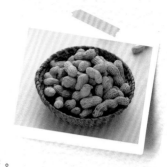

看起來屬於溫熱性的花生，其實食物纖維非常豐富，能清潔血液與腸道，疏通血液。花生中豐富的維生素E，能有效促進血液循環，改善虛冷症狀，因此女性在生理期間及產後不妨多食用花生。花生中的微量元素也能幫助頭髮滋生，使頭髮烏黑亮麗。

香蕉

冬天時不妨多吃些香蕉，它含有豐富的維生素與礦物質，且在冬季多補充香蕉，可補充體內所欠缺的維生素。香蕉中的 β-胡蘿蔔素能增強體力，提高血液循環功能。在冬天午後吃一根香蕉，搭配一杯奶茶，就能補充冬季所缺乏的能量，改善頭暈貧血的症狀，又不會增加卡路里。

香蕉中的果膠纖維也有清熱潤腸的功效，能提高身體的代謝功能，發揮清潔腸道的效果，不僅具有優越的消化力，且對於清潔血液的功效一流，更能改善血液循環不良的現象。香蕉中的多種礦物質成分還可緩解因為身體冰冷而引起的憂鬱，使人心情振奮，重返樂觀。

桂圓

桂圓含有豐富的維生素，具有補氣血的絕佳功能。桂圓的果肉口感非常甘甜可口，無論是曬乾食用或新鮮食用，都能品嘗到濃郁香甜的滋味。

桂圓中含有維生素C、維生素B群、蛋白質、蔗糖、葡萄糖、果酸等多種滋補的成分，能夠補充氣血，使肌膚紅潤，延緩肌膚老化，是不可多得的抗衰老食物。

冬季許多補湯與甜品中都用桂圓為材料，主要就是因為桂圓的滋補作用，能夠提供身體所需要的溫熱養分，緩解貧血症狀。尤其冬季因為氣候寒冷，容易引起心律不整的症狀，桂圓能幫助治療心悸、失眠、健忘和脾虛現象。

桂圓含有豐富的鐵質與鈣質，能溫和的滋補心臟，並對於情緒焦躁具有安撫的功效，對於神經衰弱、失眠、倦怠及頭暈等症狀也都有莫大的助益。

荔枝

甜美多汁的荔枝是夏季最受人歡迎的水果之一，其實它也是補血的好食材。荔枝中含有豐富的蛋白質與葡萄糖，能幫助強健體能，為虛弱的身體注入能量，消除疲勞。荔枝中還含有多種維生素A、C營養素，能促進消化與代謝，使血液循環順暢良好。

荔枝中的鐵質與鈣質很豐富，具有優越的補血功效。荔枝同時也能補益血氣，幫助疏通氣血不順症狀，對於月經生理不順帶來的不適症狀也有很好的緩解效果。

人參

人參自古以來就是調補氣血的主要中藥，它含有大量人參醇、人參酸等物質，能促進新陳代謝，滋養血液與補氣，全面提升體能。

人參的滋潤效果一流，能改善皮膚乾燥問題，防止皺紋，增強皮膚彈性，延緩皮膚衰老。人參還具有安神的功效，在調養氣血的同時，也能幫助安定虛冷症引起的憂鬱現象。

竹筍

屬於白色食物的竹筍，含有非常豐富的蛋白質與礦物質，因此也是調養氣血的重要食物。

竹筍中的膳食纖維很豐富，可提高身體的代謝力，刺激腸胃蠕動，幫助消化，防止代謝不良引起的體溫低下症狀。竹筍也能幫助清除血液中的膽固醇，保持血液乾淨。竹筍之所以成為調養氣血的食物，是因為它含有優質蛋白質與維生素B_1及鐵質，這些都是補血與造血所需的物質。多食用竹筍能幫助強健體能，使血液中紅血球與血紅蛋白恢復正常含量。

辣椒

辣椒是典型的紅色食物，如此鮮豔的紅色，自然能幫助溫熱身體。辣椒屬於香料性的蔬菜，含有辣椒素成分，這是一種使辣椒產生辛香氣味、使身體溫熱的營養物質。這種營養物質能幫助身體化解血液中的堆積物，使血液流通順暢，幫助提升體溫。

辣椒也有助於清潔血液，幫助清除堆積在血管中的壞膽固醇，還能有效抑制食鹽攝取量，防止高血壓。

值得一提的是，辣椒也是絕佳的防癌食物，能增強人體的免疫力，並且能促進脂肪燃燒代謝，防止脂肪堆積。同時有肥胖與虛冷症狀煩惱的人，不妨多吃些辣椒來幫助你調整體溫，並消脂減重。

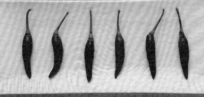

燕窩

燕窩是傳統滋補藥膳愛用的珍貴食材。雖

然價格不斐，不過滋補效果驚人，長久以來受到古今中外女性的青睞。

燕窩是金絲燕與同屬燕類的唾液及羽毛所築成的燕窩巢，含有人體必需的多種蛋白質成分、礦物質與維生素，具有滋補與生津的作用。

燕窩還有補氣的效果，能調理虛弱的體質，還能改善乾燥肌膚，滋潤身體。

洛神花

酸甜口感的洛神花茶是女性的最愛。由於洛神花中含有蘋果酸，充滿芬芳酸甜滋味與美麗的色澤，經常被人們用來調製飲品、果凍與各種點心。洛神除了是營養可口的飲品食材，也具有多種優異功效。與玫瑰花一樣，這種深紅色的花朵，對於滋養女性氣血有絕佳的助益。

洛神花中的維生素C非常豐富，能促進血液循環、提高人體新陳代謝。洛神花的異黃酮素，對於心血管疾病具有預防功能。洛神花也是優異的抗氧化食物，含有四種抗氧化成分，能夠降低血脂肪，減少血栓的形成，並有抗老化與抑制自由基的功效。

洛神花也是抗壓良品，能改善上火與燥熱，幫助調降血壓。洛神花釀製的洛神花酒具有優越的活血功效，能幫助疏通筋絡血脈。洛神花茶屬於微鹼性，能幫助平衡身體酸鹼值，對於促進代謝、紓緩壓力很有幫助。

玫瑰

玫瑰是深受女性喜愛的花朵，香氣十分優雅。東西方自古皆有以砂糖醃漬玫瑰花做成玫瑰花醬，或用玫瑰花釀製花酒的古老傳統，醃製過後的玫瑰花香氣更為濃郁、香

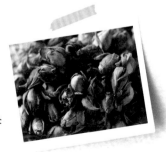

醇，人們經常用來製作成各種高雅的糕點與佳肴。

　　許多人並不知道玫瑰花也是一味中藥，在傳統醫學中占有極重分量。玫瑰花最優越的功效在於能消除鬱悶之氣，是趕走憂鬱的良品。它對於調整脾胃也有幫助，是健胃的良方。

　　自古以來玫瑰便是女性的氣血調補食材，它含有揮發油與香茅醇物質，這是使玫瑰散發誘人清香的營養物質，也能有效改善經絡不順，滋養肝臟，促進活血。玫瑰還能排除淤血，使血氣運行順暢，對於治療月經失調等症狀有很好的功效。經常飲用玫瑰花茶能使人氣血活絡，臉色紅潤美麗。

當歸

　　當歸是漢方中最有名氣、使用率也很高的藥材，自古以來以補血聞名。當歸中含有豐富的微量元素，能有效滋養肌膚，防止皮膚粗糙，還能擴張毛細血管，促進血液循環，使臉部保持紅潤，是優良的活血保養食材。

　　由於當歸中還含有豐富的維生素A、維生素B_{12}、維生素E等多種維生素，及人體必需胺基酸等營養素，可促進人體新陳代謝和內分泌功能，防止脫皮現象。

番薯

　　番薯也是有名的黃色溫熱食物，含有豐富的β-胡蘿蔔素，經常食用能使身體血液循環通暢，有效改善手腳冰冷、氣滯血瘀的症狀。

　　除此之外，番薯中還含有豐富的抗氧化營養物，有助於提高人體的免疫力。

桑椹

　　桑椹是非常優越的黑色食物，含有豐富的鐵質、鈣質與各種人體必需的維生素群、葡萄糖成分。食用桑椹除了能補血，還具有優越的安神效果，能改善因為身體冰冷引起的失眠症狀。

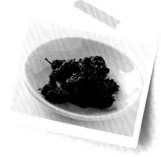

紅糖

　　紅糖是自古以來深受漢方重視的補血食物，它含有高量的鐵質，許多女性產後的飲食中都含有較多的紅糖成分，就是因為它能大量補充生產過程中流失的血液。

　　紅糖中並含有多種微量元素與礦物質，能促進新陳代謝，使血液循環順暢。紅糖屬於優質醣，能在身體裡迅速轉換成能量，不會形成脂肪堆積。

生薑

　　生薑可說是調整體溫的重要食材。棕黃色的外觀看起來很不起眼，卻是具有驚人滋補效益。

　　生薑裡面含有多種薑辣素與薑油，是優越的抗氧化物質，它能幫助清除身體的自由基，增強抵抗力。生薑中辛辣的成分是薑油酮，這是一種使人身體溫熱的營養物質，能促進發汗，加快新陳代謝。

　　生薑裡的芳香成分是薑醇，它具有優越的解毒作用，也能強健胃腸功能。

艾草

深綠色的艾草裡含有強健身體的營養物質，自古就是溫熱身體的一種著名藥草。

日本的長壽小島沖繩，當地的老人便長期食用艾草，廣泛運用艾草的溫熱功效來滋補身體。艾草裡面含有氨油醇，這是使艾草充滿芳香的成分，也是使艾草發揮溫暖功能的營養物質，它能促進血液循環，有助於改善虛冷症狀。它的鐵質非常豐富，因此具有補血的作用。

它還含有豐富的 β-胡蘿蔔素，能提高身體免疫力，有助於強化血液循環。其葉綠素則能幫助清潔血液。

艾草還可外用，在冬天用來泡澡可溫暖身體，至今日本沖繩的老人還沿用這種泡澡法。

南瓜

南瓜吃起來非常鬆軟可口，滋味也香甜。很多人都知道南瓜是消化力一流的食物，卻不知道它也是補血的好食材。

南瓜屬於橘黃色的食物，β-胡蘿蔔素與維生素E含量非常豐富，多食用南瓜能促進血液循環，有助於溫熱身體，強健體力。日本自古就有將南瓜貯存到冬天，在冬天食用以驅寒的習俗。

南瓜中的維生素C即使長時間燉煮也不容易流失，因此貧血與冰冷體質的虛弱患者不妨多食用。特別是加入牛奶一起燉煮，能幫助人體充分吸收鐵質與鈣質，滋補氣血。

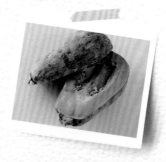

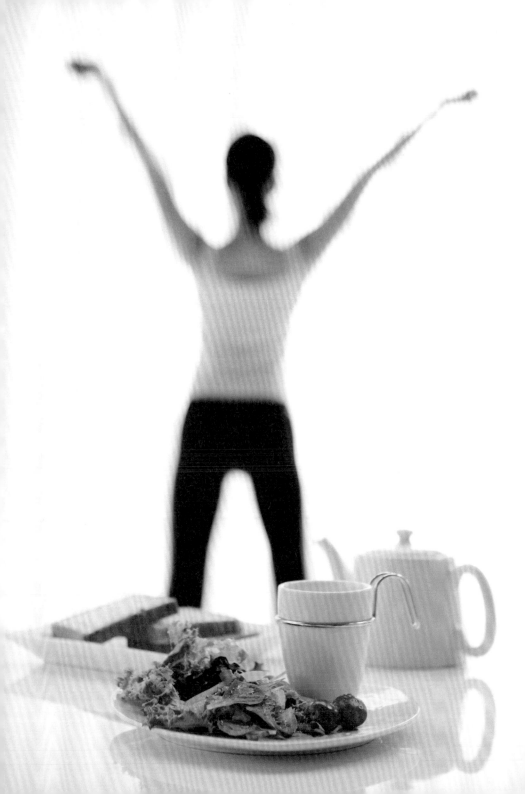

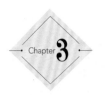

Chapter 3

祛寒保暖的活力粥品

　　一早被鬧鐘叫醒，起床後發現元氣不足，精神還很疲憊，昨天加班的後遺症——太陽穴還在隱隱作痛，早上還有天旋地轉的頭暈現象。照鏡子一看，發現臉色蒼白、氣色蠟黃，這真是令人沮喪的開始！

　　別灰心，別被冰冷的體溫給打敗！一天的開始非常重要，早上吃得健康，一整天就會充滿元氣。為自己準備一些能夠有效滋補血氣的營養早餐吧！別為了省時間，在便利商店隨便應付早餐。

　　與一天能量息息相關的早晨飲食，不僅決定今天的工作表現，也在為你的健康打基礎。從現在開始，每天為自己訂下補充元氣的飲食目標，做一個健康又有活力的元氣美人吧！

　　「粥」這種食物自古就是一種能夠帶給人活力的飲食，米加入水去熬煮，再加上各種具有滋補效益的天然食材，品嘗起來非常溫熱滑軟，且容易消化吸收，這對於體力較弱、血氣不足的人來說，是最好的調養食物。

　　這個篇章讓我們來學一些元氣粥品的調理方法，你可預先在前一晚上烹調好，第二天早上稍微熱一下就可享用了！有的粥非常美味香濃，夜晚回到家還可當作是補充能量的點心喔！

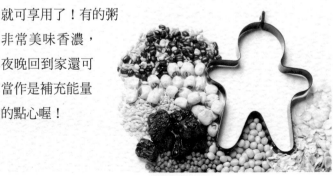

活力
粥品 # 菠菜粥

 材料

菠菜…100公克

白米…100公克

鹽… 少許

作法

① 菠菜與米洗淨；菠菜切段。

② 白米加入200毫升清水，以大火煮開後，改以小火煮成粥，最後放入菠菜。

③ 菠菜煮熟後，加少許鹽調味即可。

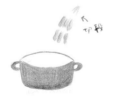

功效

菠菜含有非常豐富的維生素 A，常吃這道粥品具有補血的作用，還可改善便祕。

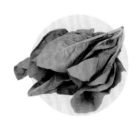

活力粥品 # 南瓜粥

 材料

南瓜…150公克
白米…150公克
鹽…少許

作法

① 南瓜洗淨、去皮、切塊,以少許鹽醃一下。
② 米洗淨,與南瓜一起放入鍋中,加入300毫升清水煮開後,改小火煮成粥狀。
③ 加鹽調味即可。

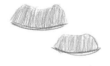

功效

南瓜是非常溫和的食物,豐富的維生素 E 能溫暖身體,同時具有良好的消化作用,多食用能使皮膚恢復光澤,同時補氣益脾。

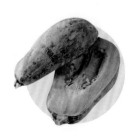

Congee

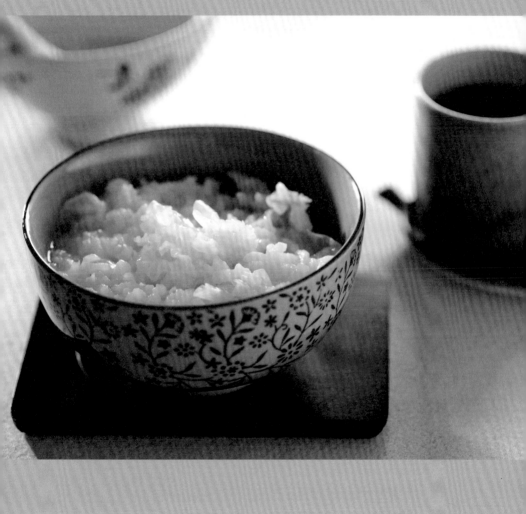

活力粥品

白木耳粥

 材料

乾木耳…40公克

白米…120公克

冰糖…適量

 作法

① 白米洗淨;白木耳以水泡軟。

② 白米加入250毫升清水,以大火煮開後,加入白木耳,改以小火煮成粥。

③ 加入少許冰糖即可。

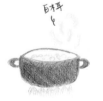
白木耳

 功效

白木耳中含有豐富的礦物質與維生素,能促進血液循環,滋潤身體。這道料理還有美容養顏的效果,因為白木耳含有豐富維生素B,能活血而帶來好氣色。

Congee

活力粥品 紅豆粥

 材料

紅豆…50公公克
圓糯米…100公克
細砂糖…適量

 作法

① 紅豆洗淨，以溫水浸泡3小時；糯米洗淨，以水浸泡2小時。

② 紅豆加300毫升清水，以小火煮到半熟，倒入糯米一起煮成粥。

③ 紅豆與糯米熟爛後，加入糖調味即可。

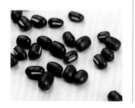

功效

紅豆中含有豐富的鐵質，能有效滋補氣血，糯米具有補氣作用，女性多食用紅豆粥能改善氣血不足，恢復好氣色。

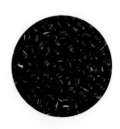

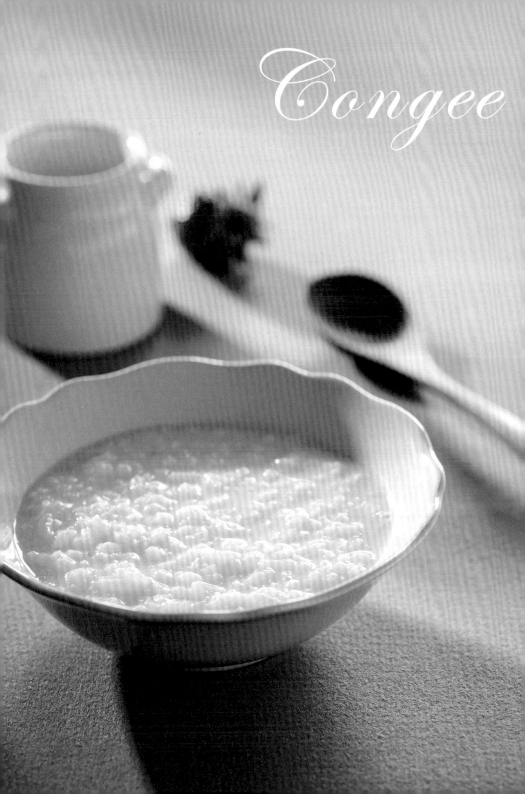

Congee

活力粥品 牛奶粥

材料

牛奶…1杯半
白米…100公克
細砂糖…適量

作法

① 白米洗淨,加150毫升清水以大火煮開後,改以小火煮成粥。

② 倒入牛奶攪拌,並加入一些細砂糖,再煮滾即可。

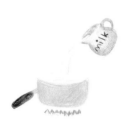

功效

白粥具有補血、滋潤皮膚的效果,豐富的礦物質能補虛,也能平撫憂鬱的心情。

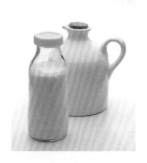

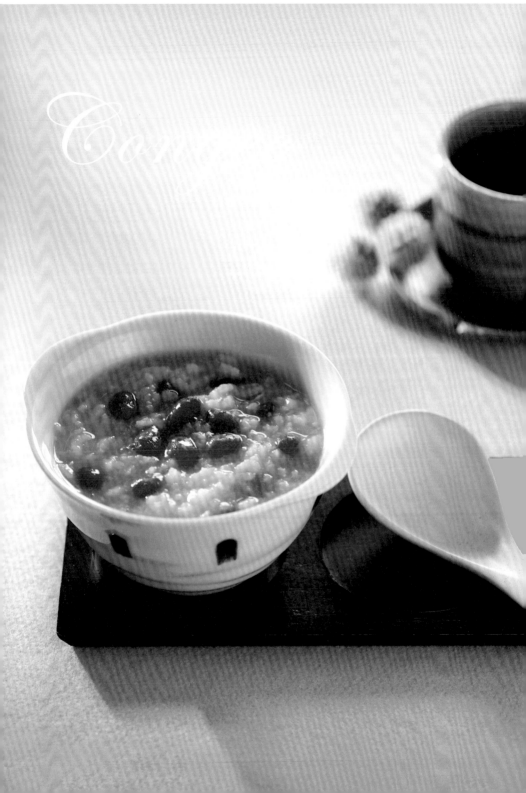

活力粥品 # 枸杞粥

 ## 材料

枸杞…30公克

白米…60公克

冰糖…適量

 ## 作法

① 枸杞與白米洗淨。

② 前兩種材料加入150毫升清水，以大火煮開後，改小火煮成粥。

③ 最後加入冰糖調味即可。

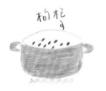

功效

枸杞能補血與補氣，多食用枸杞粥能提升人體的元氣，增強免疫力，對於明目也很有幫助。

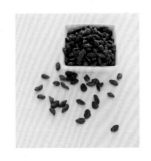

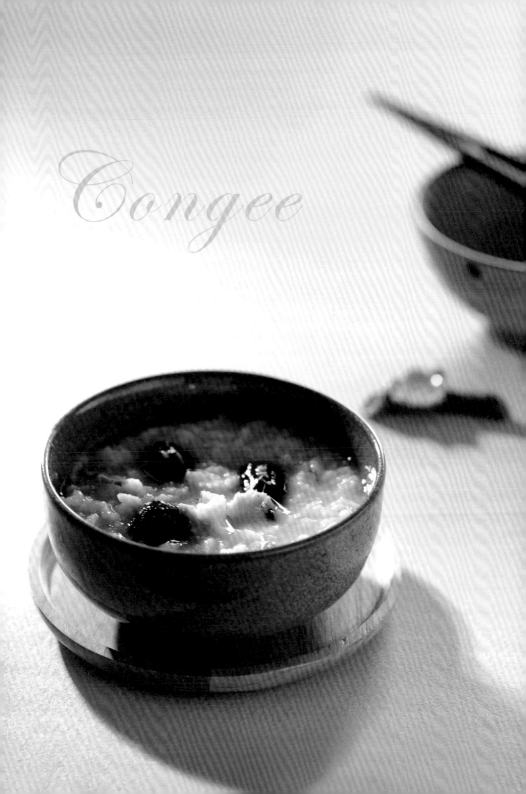

Congee

活力粥品 當歸粥

 材料

當歸 …20公克
白米…60公克
紅棗…4顆
冰糖…適量

🍲 作法

① 當歸洗淨，泡過水後，加水以小火煎成當歸汁。

② 白米洗淨，加入當歸汁、紅棗，再加入150毫升清水一起燉煮成粥。

③ 最後加入冰糖即可。

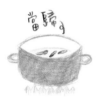

功效 🪶

當歸能補充血氣，紅棗中的鐵質能補血，多食用能改善虛弱體質，並為肌膚帶來好氣色。

Congee

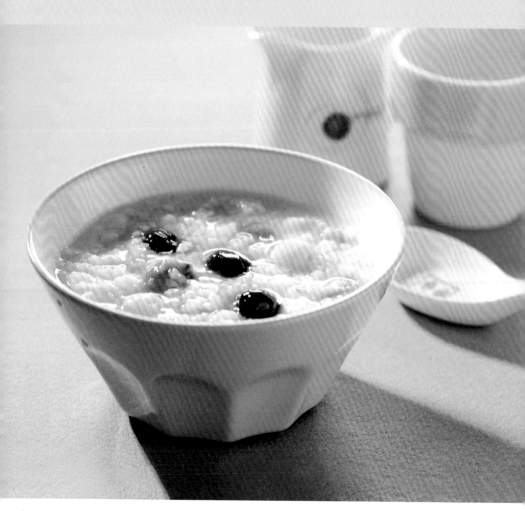

活力
粥品

蓮子紅棗粥

🌿 材料

蓮子…30公克

紅棗…40公克

桂圓…15公克

白米…100公克

冰糖…適量

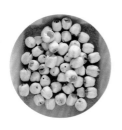

🍳 作法

① 將白米、蓮子、紅棗、桂圓洗淨，放入鍋中，加200毫升清水一起燉煮成粥。

② 所有材料熟爛後，加入冰糖調味即可。

功效 🖋

這三種食材都有補氣血的功效，鐵質很豐富，能改善虛弱體質，並創造好氣色。

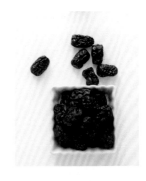

活力
粥品

人參蜂蜜粥

材料

人參…5公克
蜂蜜…30公克
生薑…10公克
白米…100公克

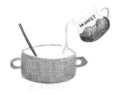

作法

① 人參切片,以清水浸泡一夜後取出,再以150毫升清水煮成人參水;薑磨成汁。

② 白米洗淨,加入人參水,以大火煮開後,改以小火煮成粥。

③ 加入蜂蜜與薑汁一起調勻,再稍煮2分鐘即可。

功效

人參能補益氣血,蜂蜜中的維生素 E 能促進血液循環,生薑能溫熱身體,多食用這道粥還能潤腸通便,美白潤膚。

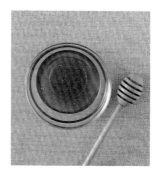

活力
粥品

益母草粥

材料

益母草…50公克

生薑…1塊

白米…100公克

蜂蜜…3大匙

作法

① 益母草洗淨，榨成汁；薑磨成汁。

② 白米洗淨，加入150毫升清水煮成粥。

③ 加入益母草汁、薑汁與蜂蜜，攪拌均勻後，再煮約10分鐘即可。

功效

益母草能養血補血，搭配蜂蜜與生薑一起煮，能溫熱身體，促進血液循環。

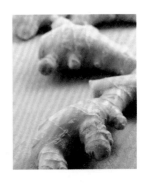

活力
粥品 燕窩粥

 材料

燕窩 …20公克
圓糯米…100公克
冰糖…適量

作法

① 燕窩洗淨，去除雜質。
② 糯米洗淨，與燕窩一起放入鍋中，加入150
   毫升清水熬煮成粥，再加入冰糖調味。

功效

燕窩中含有蛋白質與多種礦物質與維生素，煮
成粥能滋補身體，改善虛冷症狀，也能養顏美
容，使臉部潤澤美麗。

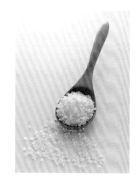

活力粥品

番薯薑粥

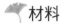 **材料**

番薯…2個
老薑…1塊
白米…100公克
紅糖…適量

 作法

① 番薯去皮、切塊;老薑洗淨,以刀背拍碎。
② 將番薯與老薑、米放入鍋中,加入200毫升清水煮到米和番薯熟軟。
③ 最後加入紅糖調味即可。

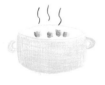

 功效

番薯中的 β -胡蘿蔔素能溫暖身體,生薑能驅寒,這道粥可有效紓緩虛冷症狀,改善月經疼痛不順及手腳冰冷。

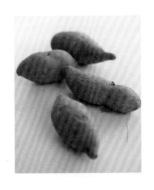

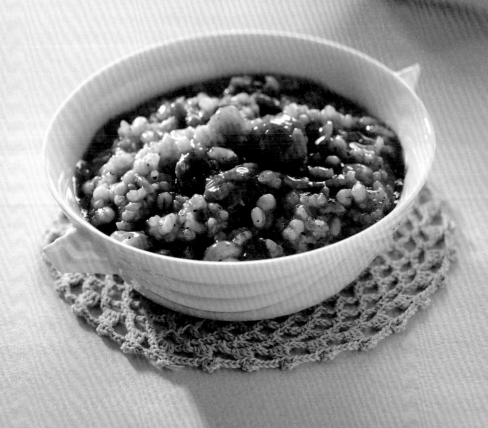

Congee

活力
粥品

桂圓山藥粥

材料

山藥…100公克

薏仁…50公克

桂圓 …20公克

圓糯米…100公克

作法

① 所有材料洗淨；山藥去皮搗碎。

② 糯米加入200毫升清水，再放入桂圓與薏仁
一起煮到糯米熟爛。

③ 加入山藥，再稍煮一下即可。

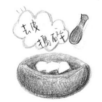

功效

糯米有補氣的功效，山藥能提升人體的元氣，
桂圓有助於補血，多食用這道粥能改善臉色泛
黃的症狀，使氣色恢復健康。

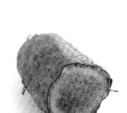

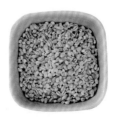

活力粥品 # 紅棗糯米粥

 ## 材料

紅棗…30公克

圓糯米…80公克

 ## 作法

● 紅棗與糯米洗淨,放入鍋中,加150毫升清水煮成粥即可。

 ## 功效

這粥品具有補充氣血的效果,糯米能滋養元氣,經常食用能改善貧血與虛冷症狀。

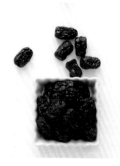

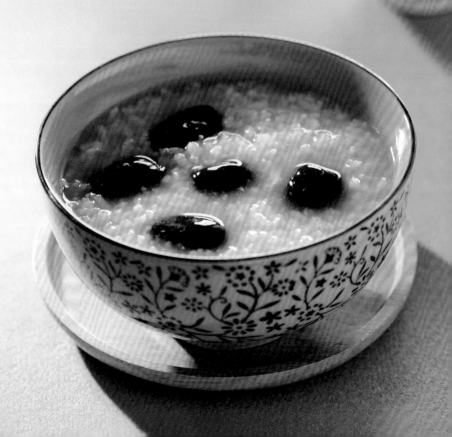

Congee

桂圓紅豆粥

活力
粥品

 材料

桂圓…20公克
紅豆…25公克
白米…100公克
蜂蜜…少許

 作法

① 白米、紅豆與桂圓洗淨；紅豆泡水2小時。
② 白米加入200毫升清水煮成粥。
③ 將桂圓與紅豆放入粥中一起煮，最後加入少許蜂蜜調味即可。

功效

桂圓能滋補身體，紅豆中的鐵質能補血，蜂蜜能促進血液循環，這道粥品還能改善失眠症狀，幫助安神。

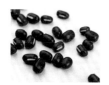

活力粥品

番茄粥

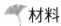 **材料**

牛番茄…1顆

圓糯米…80公克

紅糖…1大匙

 作法

① 番茄洗淨、去蒂,切小丁。

② 糯米洗淨,加入150毫升水煮成粥。

③ 加入紅糖與番茄丁一起煮滾即可。

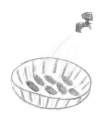

功效

番茄中的維生素C與鐵質很豐富,搭配紅糖中的鐵質能有效改善貧血。

活力
粥品 芥菜粥

材料

芥菜…80公克
白米…100公克
鹽…適量

作法

① 芥菜洗淨切片。
② 白米加入200毫升清水煮成粥後,再加入芥菜煮熟。
③ 最後加鹽調味即可。

功效

芥菜含有豐富的葉綠素及鐵質,每天食用一次,可有效改善貧血症狀。

活力
粥品

葡萄粥

材料

葡萄…20顆

白米…80公克

冰糖…少許

作法

① 葡萄洗淨、去皮。

② 白米洗淨,加入150毫升清水,以大火煮至半開時,放入葡萄,拌勻,改以小火一起熬煮成粥。

③ 最後加些冰糖調味即可。

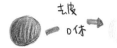
去皮
回味

功效

葡萄中的鐵質能改善貧血症狀,經常食用葡萄粥能增強體能與元氣,消除虛冷症狀。

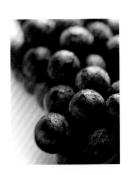

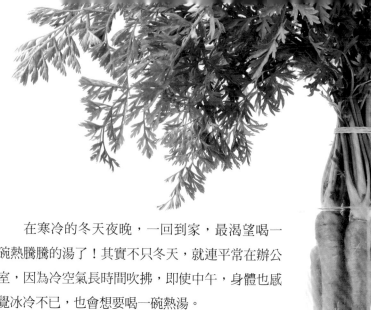

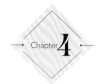

Chapter **4**

改善虛冷的調溫好湯

在寒冷的冬天夜晚，一回到家，最渴望喝一碗熱騰騰的湯了！其實不只冬天，就連平常在辦公室，因為冷空氣長時間吹拂，即使中午，身體也感覺冰冷不已，也會想要喝一碗熱湯。

這是受凍的身體與心情所自然發出的渴望。溫暖的熱湯會有慰藉的效果，不只是將體溫提升，還能讓心情獲得撫慰。

現代上班族的午餐大多匆促解決，不是吃外送便當，就是速食餐，更多人選擇在超商隨便裹腹，一來節省時間，二來也省下選擇食物的麻煩。

如果有心改善自己的冰冷症狀，不妨利用週休二日為自己烹調一鍋溫熱好湯。自己製作調理的湯，不但營養衛生，再加入有益於調整體溫的食材，溫熱的效果百分百！

你可在假日時將煮好的湯先分別包裝，然後冷凍保存。上班時間逐份帶到辦公室裡，中午放入微波爐微波一下，就可享受溫熱好湯了！

這個篇章設計了幾道調補氣血的美味湯品，除了選擇最有滋補效益的溫熱食材之外，也著重口感與風味，讓你在調養健康的同時，也能盡享美味。

調溫好湯

蓮藕馬鈴薯湯 Soups

 材料

蓮藕…100公克
馬鈴薯…1顆
醬油…2小匙

作法

① 蓮藕洗淨，連皮切碎；馬鈴薯去皮，切小塊。
② 蓮藕、馬鈴薯加入200毫升清水，再倒入醬油，煮到材料熟軟為止。

功效

馬鈴薯中豐富的礦物質能促進血液循環，充分改善身體手腳冰冷的症狀，並具有穩定焦慮心情的作用。

 調溫好湯

豆腐湯 Soups

 材料

豆腐…4塊
豆豉…12公克

作法

① 豆豉洗淨。
② 將豆腐放入油鍋中稍微煎過，加入豆豉及200毫升清水、以大火煮滾後，改小火煮約半小時。

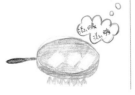

功效

這道湯品能很快溫熱身體，讓身體充滿能量。豆腐能提供身體充足的蛋白質，改善虛弱體質，增強體力與抵抗力。

Soups

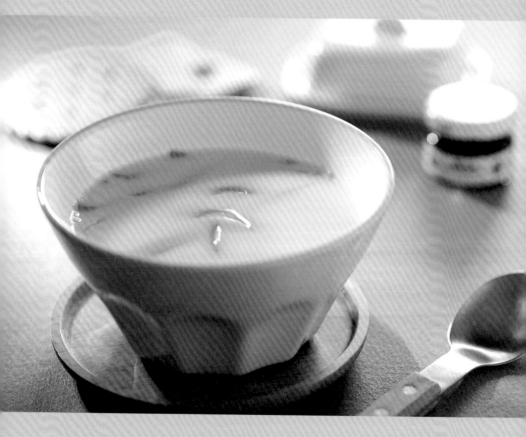

調溫好湯

胡蘿蔔牛奶湯

🌿 材料

胡蘿蔔⋯1根
牛奶⋯1杯
鹽⋯適量

🍳 作法

① 胡蘿蔔洗淨,連皮切細絲。

② 胡蘿蔔加入100毫升清水,以大火煮開後,加入牛奶與鹽,改小火煮至胡蘿蔔熟軟即可。

功效 🪶

這道湯品含豐富鐵質及維生素 E ,能補充氣血,消除虛冷症狀,使臉色恢復紅潤。

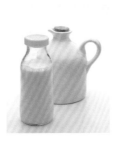
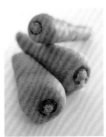

香菇豆腐湯

材料

乾香菇…6朵
豆腐…2塊
蔬菜高湯…600毫升
鹽…少許

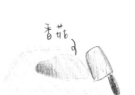

作法

① 香菇洗淨、泡軟,切薄片;豆腐切小塊。

② 香菇片以油炒香後,倒入高湯與豆腐,以大火煮開後,加鹽調味即可。

功效

香菇含豐富微量元素,能補充體力,促進血液循環;豆腐含豐富蛋白質,而且熱量低,有益身體卻不會增加身體負擔。

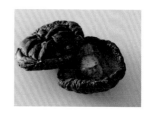

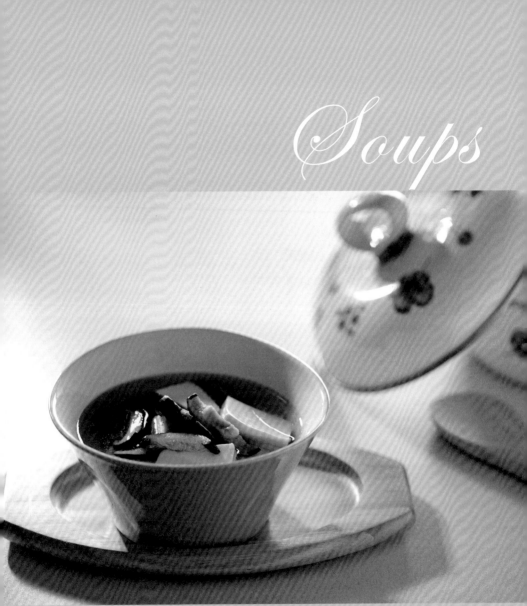

Soups

調溫好湯

金針蛋花湯

 材料

金針…60公克

雞蛋…1顆

薑片…適量

蔬菜高湯…600毫升

鹽…少許

料理酒…2小匙

作法

① 金針洗淨，去除硬蒂；雞蛋打成液狀。

② 蔬菜高湯放入鍋中燒熱後，放入薑片、金針以大火煮開，再加入鹽與料理酒調味。

③ 倒入蛋汁充分攪拌，再煮開即可。

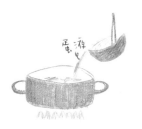

功效

金針含有豐富鐵質，搭配同樣能補血的雞蛋一起煮，補血效益加倍，還能夠改善憂鬱與疲勞的症狀。

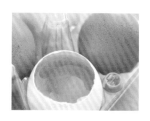
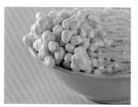

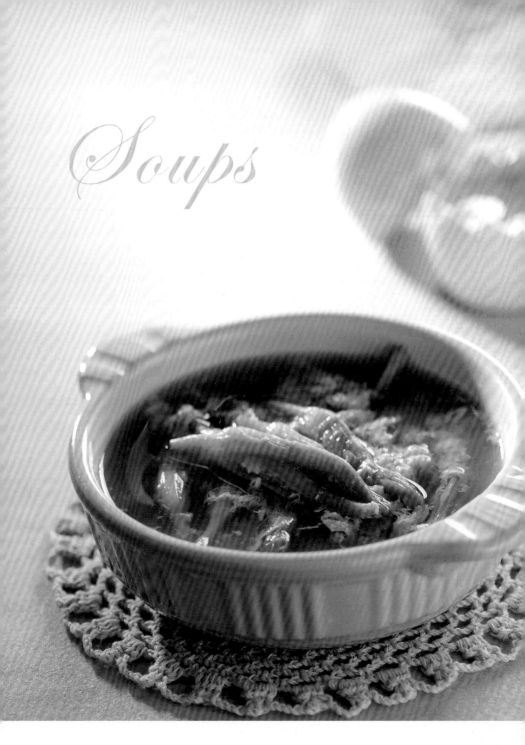

Soups

調溫好湯 蘑菇馬鈴薯湯

 材料

蘑菇…10朵
馬鈴薯…2顆
鹽…適量

 作法

① 蘑菇去蒂、切小塊；馬鈴薯洗淨、去皮、切小塊。

② 鍋中放入200毫升清水，以大火燒熱，加入馬鈴薯、蘑菇，再以大火煮開。

③ 加入鹽調味，待馬鈴薯煮軟後即可。

功效

馬鈴薯含豐富礦物質，能促進血液循環，溫熱身體；馬鈴薯的食物纖維也很豐富，能幫助消化。蘑菇能滋補身體能量與補血，這道湯還能夠改善虛冷引起的心情低落。

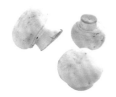

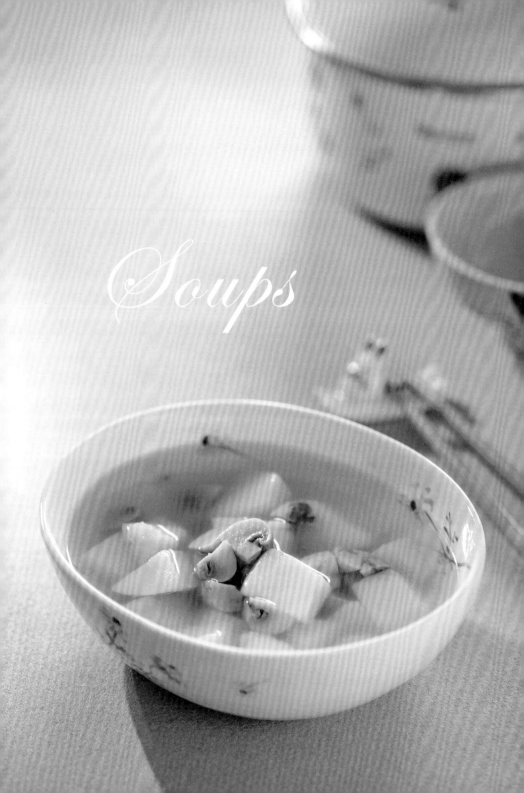

Soups

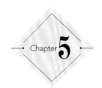

Chapter **5**

調養氣血的補氣晚餐

經過一天疲勞後的夜晚，吃什麼比較好呢？你可能想吃重口味的油炸食物來緩解一天的壓力，或找朋友共享一頓熱騰騰的麻辣火鍋宴來慰勞疲憊的身心。

不過，這些重口味又重油脂的食物，只會讓你的身體更為疲勞，血液循環更差，身體更為冰冷！

辛勤工作了一天，晚餐的內容更應該謹慎選擇，千萬別讓錯誤的飲食習慣，拖垮了好不容易培養的溫熱體質！別忘了，正確的飲食能直接補充你的氣血，而錯誤的飲食會讓身體更為虛冷。

這個單元為將你設計幾道容易上手的料理，讓你輕鬆為自己與家人調理出溫暖身心的晚餐。

胡蘿蔔、番茄、香菇、蘑菇、海帶、蓮藕、芝麻、菠菜等食物在外食菜單中很難吃得到，但它們都是能夠幫助你調理體溫、補充氣血的重要食物。好好的運用晚餐時間，調理這些美味的食物吧！

補氣晚餐 **炒胡蘿蔔絲** Dinner

 材料

胡蘿蔔…1/2根
薑絲…適量
料理酒…1小匙
鹽…少許
麻油…適量

🍳 **作法**

① 胡蘿蔔洗淨、去皮、切絲。

② 鍋內放油,以中火爆香薑絲後,放入胡蘿蔔絲略炒,再加入酒、鹽拌炒。

③ 加入少許清水燜煮片刻,待胡蘿蔔絲爛熟後,起鍋前加幾滴麻油即可。

功效

胡蘿蔔含有豐富維生素 E,能促進血液循環,又含有多種人體必需的礦物質與維生素,能改善貧血症狀,及皮膚粗糙、無光澤的現象。

補氣晚餐 **九層塔炒蛋** Dinner

 材料

雞蛋…2顆
九層塔…10公克
鹽…適量
料理酒…1小匙
麻油…適量

🍳 **作法**

① 九層塔洗淨、切碎。

② 雞蛋打散,加入鹽、料理酒與九層塔拌勻。

③ 鍋中放油燒熱後,倒入蛋液,慢慢烘成餅狀,待中央熟透即可。起鍋前再加幾滴麻油。

功效

九層塔是民間很受歡迎的香草,能滋養血液,幫助消除身體虛冷,搭配雞蛋中的鐵質,能直接補血,帶來好氣色。

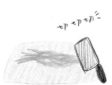

Dinner

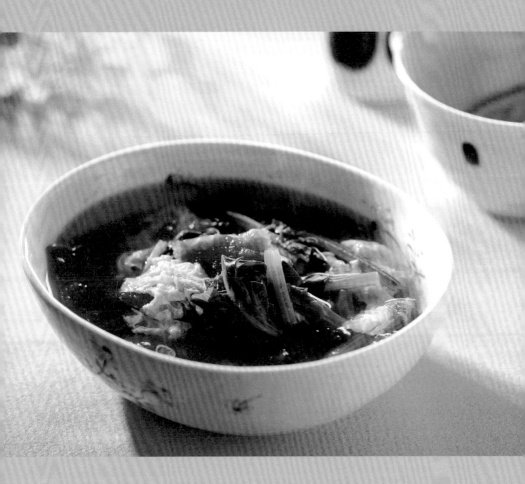

番茄蛋花湯

 材料

番茄…1顆

雞蛋…1顆

菠菜…15公克

鹽… 少許

作法

① 番茄洗淨、切塊；菠菜洗淨、切段。

② 將番茄放入鍋中，加入100毫升清水，以大火煮開後加鹽調味。

③ 將雞蛋打入鍋中，以大火煮開後，加入菠菜煮熟即可。

功效

菠菜與番茄都能補益氣血，促進血液循環，番茄中的維生素C能促進菠菜中的鐵質被吸收，經常食用這道湯，可有效改善貧血症狀。

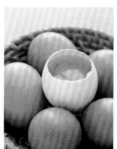
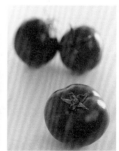

Dinner

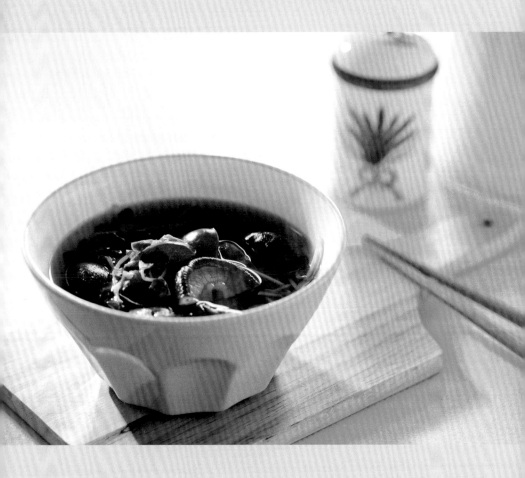

補氣晚餐 # 櫻桃香菇湯

材料

鮮香菇…60公克

櫻桃…20顆

豌豆苗…40公克

料理酒…適量

醬油…適量

細砂糖…適量

鹽…適量

太白粉…適量

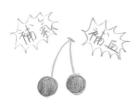

作法

① 將香菇洗淨，切對半；豌豆苗洗淨。

② 香菇放入鍋中，加入料理酒、醬油、細砂糖、鹽與300毫升清水，以大火煮開後，改以小火稍煮片刻。

③ 放入豆苗，以太白粉調水勾芡，最後加入櫻桃略煮即可。

功效

櫻桃是補充氣血的最佳水果之一，搭配同樣能補氣的香菇，及能增強身體能量的豌豆苗一起烹調，有助於補血養顏，並能改善憂鬱情緒，使人恢復充沛活力。

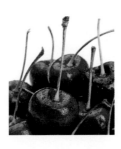
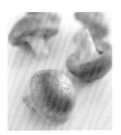

Dinner

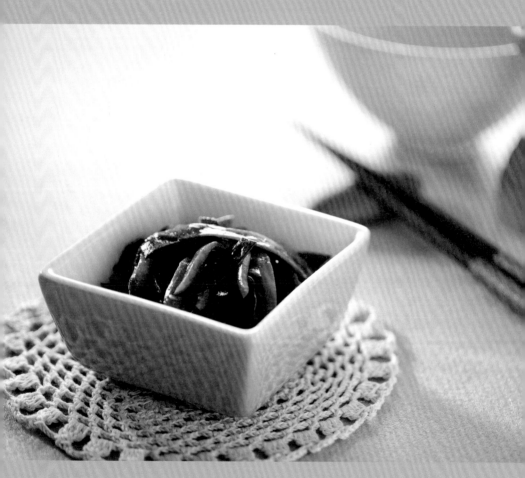

補氣晚餐

胡蘿蔔拌海帶

 材料

胡蘿蔔…1根

海帶…30公克

細砂糖…2大匙

烏醋…3大匙

醬油…2大匙

作法

① 胡蘿蔔洗淨、切絲;海帶洗淨、泡軟、切絲。

② 鍋中放油燒熱,放入胡蘿蔔絲拌炒到軟後,加入海帶絲一起拌炒。

③ 加入醬油、糖與醋,再煮約3分鐘即可。

功效

海帶具有豐富微量元素,能提高人體的元氣,促進血液循環;胡蘿蔔能增強免疫力,又含有豐富纖維能夠幫助消化,去濕消氣,是一道營養又養顏美容的補血料理。

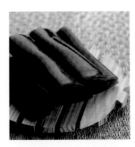

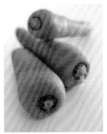

炒海帶鬆

 材料

海帶…300公克
料理酒…1大匙
植物油…適量
鹽…少許

 作法

① 海帶洗淨、泡軟、切絲。

② 熱鍋加油,將海帶放入鍋中,加入些許料理酒,慢慢炸到酥脆。

③ 將海帶撈出,瀝乾油分,再撒上適量的鹽即可。

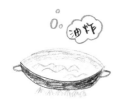

功效

海帶能夠促進新陳代謝、血液循環,幫助清潔血液,降低膽固醇,還能讓心情平靜、愉快,改善虛冷的憂鬱症狀。

補氣晚餐 糖醋胡蘿蔔

 材料

胡蘿蔔…250公克

鹽…適量

細砂糖…1小匙

黑醋…2大匙

麻油…適量

作法

① 胡蘿蔔洗淨、去皮，切小段。

② 將鹽與糖、麻油、醋放入碗中，充分攪拌成醬汁。

③ 將醬汁澆淋在胡蘿蔔上即可。

功效

胡蘿蔔含豐富的鐵質與 β-胡蘿蔔素，能消除疲勞，改善身體虛冷症狀，胡蘿蔔的維生素 E 還能溫熱身體，幫助驅寒。

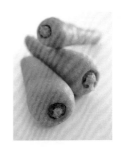

涼拌鮮藕

補氣
晚餐

材料

鮮蓮藕…180公克

細砂糖…適量

辣椒…2根

醬油…適量

蒜末…適量

烏醋…適量

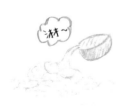

作法

① 蓮藕洗淨，切薄片，放入滾水中汆燙一下後取出。

② 醬油與糖、醋、蒜末、切碎的辣椒放入碗中，充分攪拌成醬汁。

③ 蓮藕片盛盤，將調好的醬汁淋在蓮藕上。

功效

蓮藕含豐富鐵質，能有效補血，改善貧血症狀；搭配同樣含有豐富礦物質的醋調製的醬汁，能有效促進血液循環，幫助消化，加速新陳代謝，改善虛冷症狀。

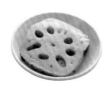

補氣
晚餐

芝麻菠菜

 材料

菠菜…120公克

白芝麻…10公克

鹽…適量

麻油…適量

作法

① 菠菜洗淨、切段。

② 芝麻洗淨，放入鍋中，以小火炒香。

③ 將菠菜放入滾水中稍微汆燙一下後取出，瀝乾。

④ 將菠菜放入碗中，加入鹽與麻油，充分攪拌，盛盤後撒上芝麻即可。

功效

菠菜與芝麻都含豐富的鐵質，具有滋養血液的作用，加上膳食纖維也很豐富，能夠通暢腸胃，促進新陳代謝，是補血與增強體能的料理。

補氣晚餐

涼拌馬鈴薯

 材料

馬鈴薯…2顆

番茄…2顆

小黃瓜…2根

細砂糖…1小匙

烏醋…3大匙

芝麻醬…2大匙

鹽…適量

作法

① 馬鈴薯洗淨、去皮、切片，放入電鍋蒸熟；番茄洗淨，滾水汆燙、去皮，切片狀；小黃瓜洗淨，去蒂，切片狀。

② 鹽、糖、醋與芝麻醬放入碗中拌勻，混合成醬汁。

③ 將馬鈴薯片、小黃瓜片與番茄片盛盤，再以調好的醬汁淋上即可。

功效

芝麻的鐵質很豐富，能溫暖身體；馬鈴薯與番茄都有助於血液循環，幫助胃腸消化，去除血液裡的廢物，提升代謝，使身體恢復溫暖。

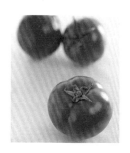

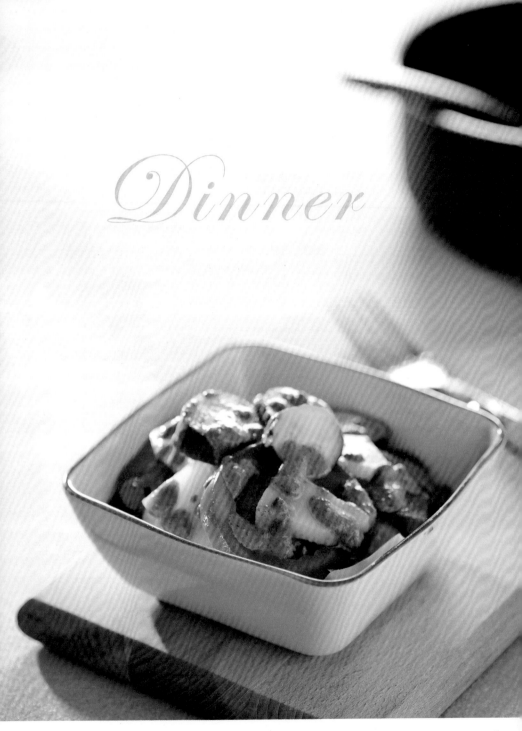

Dinner

補氣晚餐

芝麻燉南瓜

 材料

南瓜⋯200公克

高湯⋯500毫升

植物油⋯少許

鹽⋯少許

白芝麻⋯5公克

 作法

① 南瓜洗淨，去皮、切塊。

② 高湯倒入鍋中水燒熱，放入南瓜塊，以大火煮開後，改以小火煮到南瓜熟爛。

③ 加入鹽與油調味，再煮3分鐘，撒上芝麻後盛盤即可。

功效

南瓜含有豐富的維生素Ｅ，能促進血液循環，有效溫暖身體，芝麻中的鐵質能補血，而且兩者都含有豐富膳食纖維，能促進消化，幫助改善循環不良現象。

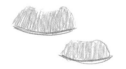

補氣晚餐 # 咖哩馬鈴薯

材料

馬鈴薯⋯2顆
蔬菜高湯⋯240毫升
咖哩粉⋯適量

作法

① 馬鈴薯洗淨，去皮、切塊。

② 鍋中放油燒熱，將馬鈴薯加入拌炒。

③ 加入高湯，以大火煮開後，轉成中火再煮10分鐘。

④ 待馬鈴薯熟軟後，加入咖哩粉攪拌，再煮約3分鐘，使湯汁濃稠即可。

功效

馬鈴薯具有豐富的營養，能提供人體充足的能量，促進循環與代謝作用；咖哩能溫熱身體，特別適合冬天食用。

香菇炒豆苗

材料

乾香菇…8朵

豆苗…100公克

薑片…2片

鹽…適量

料理酒…適量

作法

① 香菇洗淨，泡水後去蒂，切小塊；豆苗洗淨瀝乾。

② 鍋中放油爆香薑片後，加入香菇炒軟，再加入豆苗一起拌炒。

③ 最後加入料理酒、鹽調味，略炒後即可。

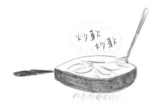

功效

香菇的微量元素很豐富，能補益氣血，強化體質，有助於改善虛冷症狀，搭配能夠補充維生素與生命能量的豆苗一起烹調，能使人體恢復活力。

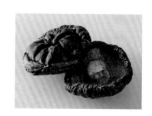

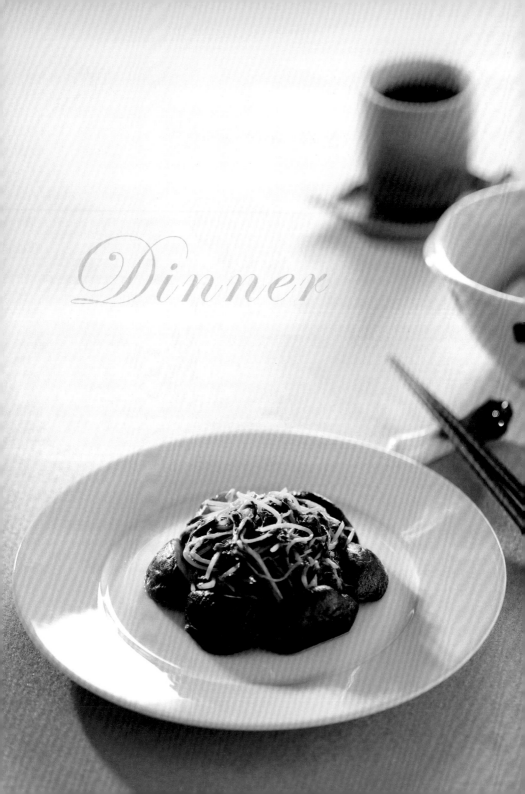

Dinner

黑木耳炒白菜

 材料

黑木耳…80公克
大白菜…150公克
鹽…適量
醬油…2大匙

 作法

① 白菜洗淨，取出菜心後再切小段；黑木耳洗淨，切對半。

② 熱油鍋，放入白菜、黑木耳拌炒至熟，加入醬油、鹽調味即可。

功效

黑木耳能增強體能，發揮補氣與補血的功效，同時也能滋補腎臟，使人體恢復元氣，並改善貧血症狀。

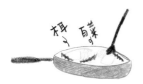

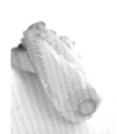

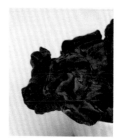

補氣晚餐

燴香菇

 材料

青江菜⋯2把

乾香菇⋯12朵

薑⋯適量

蔬菜高湯⋯適量

醬油⋯適量

鹽⋯適量

麻油⋯適量

作法

① 青江菜洗淨，切段；香菇洗淨，泡軟後去蒂，切塊狀；薑切細末。

② 熱油鍋，以中火爆香薑末後，放入高湯、醬油與鹽，以大火煮開。

③ 加入香菇與青江菜煮熟，起鍋前加幾滴麻油即可。

功效

香菇含有豐富的微量元素，能補血、促進血液循環，並有溶解壞膽固醇的作用，能改善循環不良的症狀。

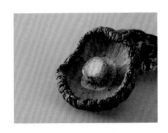

補氣晚餐

咖哩蔬菜

 材料

胡蘿蔔…1根

馬鈴薯…2顆

高麗菜…60公克

洋蔥…1顆

番茄…1顆

薑片…少許

料理酒…2大匙

鹽…適量

咖哩粉…適量

鮮奶油…適量

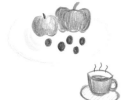

作法

① 胡蘿蔔洗淨、去皮、切小塊；馬鈴薯洗淨、去皮、切塊；高麗菜洗淨，切小片；洋蔥洗淨，切丁；番茄洗淨，切塊狀。

② 鍋中放油燒熱，倒入薑片以中火略炒後，放入所有蔬菜，並以料理酒、鹽調味，再倒入500毫升清水，以大火煮開後，改小火將蔬菜煮軟。

③ 鍋中再加入咖哩粉略煮，最後淋上些許鮮奶油即可。

功效

這道咖哩蔬菜料理，提供了豐富的纖維素，能有效促進新陳代謝，而咖哩能溫熱身體，蔬菜的維生素 E 能改善循環不良的症狀。

補氣晚餐

青椒干絲

 材料

青椒…80公克
豆干…6片
醬油…適量
鹽…適量

作法

① 青椒洗淨,去蒂與籽,切小塊;豆干洗淨,切絲狀。

② 鍋中放油燒熱,倒入青椒與干絲,以大火拌炒。

③ 最後加入鹽與醬油調味即可。

功效

青椒含有豐富的維生素及 β-胡蘿蔔素,能促進血液循環,多食用這道料理能增強體力,改善虛弱元氣與精神疲勞症狀。

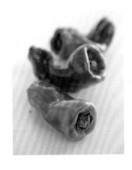

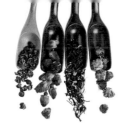

Chapter 6

提升免疫力的元氣果汁

現今在大街小巷都可看到各種販賣現打果汁的店鋪，新鮮的果汁越來越受人們的歡迎。

蘋果汁、胡蘿蔔汁、葡萄汁、櫻桃汁、菠菜柳橙汁……美味又清爽，「這看起來美味無比的果汁，準備起來好像很困難！」許多人應該有這樣的疑慮。

其實只要善加規畫，預先採買與準備，每天早晨也可享受五星級的美味健康果汁喔！

蔬菜、水果色彩鮮豔，光是欣賞蔬果汁的顏色，就能帶給人健康的視覺營養。紅色的蔬果汁能帶給心臟能量，補血的效益最高；橘色的蔬果汁通常能消除疲勞，代謝疲勞乳酸的功效最優；綠色的蔬果汁含有葉酸與葉綠素，充電效果百分百！

只要前一天上晚準備好材料，第二天早上放入果汁機中打成汁，如此就能每天享受多樣化的新鮮活血蔬果汁。

從今天起，你也可成為每日暢飲蔬果汁的元氣美人！

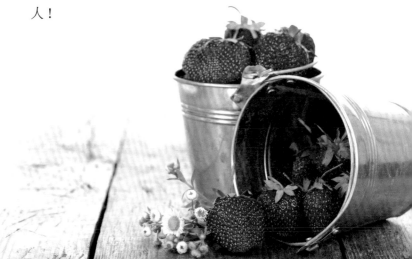

元氣果汁

葡萄蜂蜜汁

Juice

 材料

葡萄…20顆
蜂蜜…1大匙

 作法

① 葡萄洗淨，放入果汁機中，加入100毫升開水打成果汁，濾掉果皮與果渣。

② 喝時加入少許蜂蜜拌勻。

功效

葡萄是典型的黑紫色食物，鐵質非常豐富，能夠發揮補血的功效，搭配蜂蜜一起飲用，有助於修復肌膚，使人保持青春，延緩老化。葡萄對於滋養腎臟也很有幫助。

元氣果汁

胡蘿蔔汁

Juice

 材料

胡蘿蔔…1根
橄欖油…1小匙

 作法

① 胡蘿蔔洗淨，連皮切小塊，放入果汁機中，加入150毫升開水打成汁。

② 喝時加幾滴橄欖油，攪拌均勻即可。

功效

胡蘿蔔汁不僅含有豐富的β-胡蘿蔔素與鐵質，也含有大量維生素E，每天早晨飲用這道蔬果汁，可使身體溫熱，臉部恢復紅潤。加入橄欖油能幫助胡蘿蔔裡的β-胡蘿蔔素充分釋放出來。

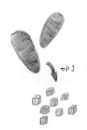

Juice

蘋果牛奶 Juice

材料

蘋果…2顆

胡蘿蔔…1/2根

牛奶…1/2杯

雞蛋…1顆

蜂蜜…1小匙

作法

① 蘋果與胡蘿蔔洗淨、去皮，切塊狀。

② 雞蛋打成蛋汁，加入牛奶攪拌均勻，再以小火煮開，冷卻後倒入果汁機，與蘋果、胡蘿蔔及200毫升開水一起打成汁。

③ 喝時調入些許蜂蜜即可。

功效

蘋果中的維生素能提高人體代謝，胡蘿蔔的維生素E能溫暖身體，雞蛋的鐵質能直接補血，早晚各飲用一次，能幫助補血養血，充分改善貧血症狀。

 甜菜根蘋果汁 Juice

材料

蘋果…1顆

甜菜根…150公克

胡蘿蔔…1根

作法

① 所有材料洗淨、去皮、去核，切小塊。

② 所有材料放入果汁機中，加入300毫升開水打成汁即可。

功效

甜菜根是著名的根莖類蔬菜，含有豐富的鐵質，能直接為身體補血，並具有溫暖身體的功效。搭配蘋果與胡蘿蔔中的礦物質與維生素，成為一道高營養、高能量的滋補果汁。

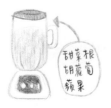

甜菜根
胡蘿蔔
蘋果

元氣
果汁

番薯蘋果薑汁

材料

蘋果…1顆
番薯…50公克
生薑泥…1小匙

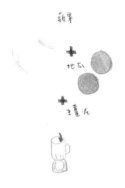

蘋果
＋
地瓜
＋
生薑泥

作法

① 番薯放入電鍋蒸熟，取出去皮；蘋果去皮去核，切小塊。

② 蘋果與番薯加入生薑泥，放入果汁機，加入200毫升開水打成汁即可。

功效

番薯中的β-胡蘿蔔素非常豐富，能促進身體血液循環，幫助溫暖身體，搭配蘋果的優質消化力與礦物質，能促進血液循環，生薑中的生薑素能溫熱身體，提高新陳代謝，是一道能讓人很快暖和起來的果汁。

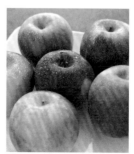
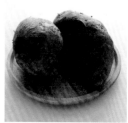

元氣
果汁

葡萄乾番茄汁

 材料

番茄 …1顆
葡萄乾…1大匙

作法

① 番茄去皮,切小塊。

② 將番茄與葡萄乾放入果汁機中,加入100毫升開水打成汁即可。

功效

番茄中含有豐富鉀元素,及優質維生素 E 與 C,再加上含鐵質的葡萄乾,補血效益百分百,是一道充滿天然溫和甜味,促進血液循環,使臉色紅潤的果汁。

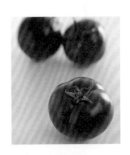

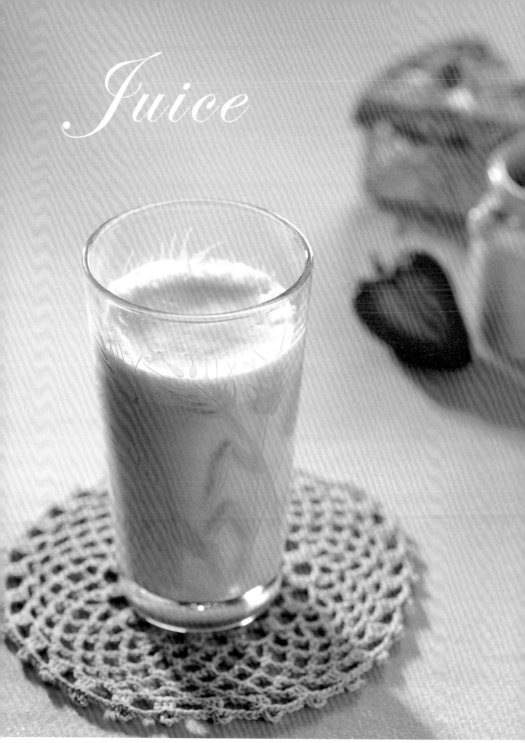

Juice

元氣果汁

花生牛奶

 材料

花生…10顆
牛奶…100cc
蜂蜜…1小匙

 作法

● 花生與牛奶放入果汁機中,加入蜂蜜一起打成汁即可。

功效

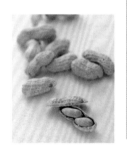

將屬於堅果類的花生與牛奶混合打成汁,充滿溫和的香甜氣味。花生中的維生素 E 很豐富,能促進血液循環,消除身體虛冷;搭配牛奶中的鈣質與蜂蜜中的維生素 E,能幫助消除憂鬱,是一道能給予身心能量的堅果飲品。

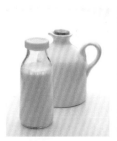
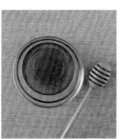

Juice

元氣果汁

菠菜豆漿 Juice

 材料

菠菜…20公克

葡萄乾…1小匙

豆漿…120cc

 作法

① 菠菜洗淨,切小段。

② 將菠菜與豆漿放入果汁機中,加入葡萄乾一起打成汁即可。

功效

菠菜中的鐵質能預防貧血,維生素群也很豐富,搭配含高蛋白質的豆漿,能充分滋補元氣,葡萄乾中的鐵質與維生素C則能幫助人體充分吸收菠菜中的鐵質。

 元氣果汁

香蕉芝麻汁 Juice

 材料

香蕉…1根

牛奶…100cc

黑芝麻…1大匙

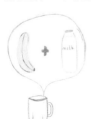

作法

① 香蕉去皮,切小段。

② 香蕉與牛奶放入果汁機中,加入黑芝麻一起打成汁即可。

功效

香蕉與芝麻中的鐵質都很豐富,芝麻含有優質脂肪酸與膳食纖維,是一道能夠補益血液,並促進消化與代謝的元氣果汁,可提升人體的活力,強健體能,並消除貧血帶來的虛冷症狀。

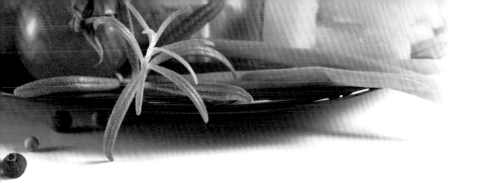

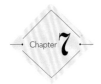

Chapter **7**

暖身又暖心的養生甜品

　　工作一整天，到了下午能量消耗殆盡，身體開始感覺特別虛冷，體力似乎要耗盡了！許多上班族到了下午，通常都會有這樣的情況出現。這是因為身體的氣血不足，加上長時間工作的外在因素雙重影響。

　　即使現在還年輕，也還是要特別留意飲食。如果平日的飲食沒有注重均衡營養，很快的就會產生長期性的身體冰冷症，各種慢性疲勞與疾病都會慢慢浮現喔！

　　透過甜品來調補氣血是中國古代傳統食療就有的調養法，簡單的使用各種滋補的藥材，搭配溫熱性的水果、堅果或蔬果來調製，加入能夠滋潤身體與修護細胞的蜂蜜、發揮補血效力的紅糖來調味，具有輕微的甜味，非常容易入口，也能帶給人熱量。熱熱的喝下一碗，就能帶給人溫暖與力量，心情也會倍感舒暢。

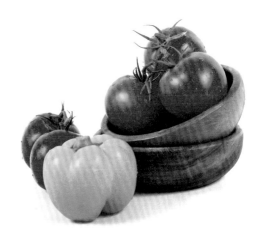

養生甜品 蜜汁花生紅棗 Dessert

 材料

紅棗…100公克

花生…100公克

蜂蜜…100公克

作法

① 紅棗與花生放入溫水中浸泡2小時。

② 紅棗與花生放入鍋中,加入200 毫升清水,以小火煮到八分熟。

③ 最後加入蜂蜜一起煮到花生熟軟即可。

功效

花生能補氣,並改善虛弱症狀,紅棗可改善氣血不足引起的臉色蒼白,有效驅冷補血,使身體恢復強健體力。

養生甜品 荔枝甜醬 Dessert

 材料

荔枝…400公克

紅糖…50公克

檸檬汁…4大匙

作法

① 荔枝洗淨、去皮、去核,放入鍋中加入清水(以能夠淹沒荔枝的高度為主),以小火煮一小時。

② 等荔枝煮成果醬狀,加入紅糖,以大火煮,一邊煮一邊攪拌。

③ 煮到濃稠狀時,以小火繼續熬煮十分鐘後,加入檸檬汁,再一邊攪拌一邊加熱五分鐘即可。

攪攪攪~

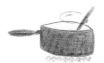

功效

荔枝有優越的補血功效,加上能補充鐵質的紅糖一起煮成果醬,可當作滋補的甜點食用。每天食用兩次,能調整虛冷體質,幫助補血補氣,並有助於提升大腦的活力。

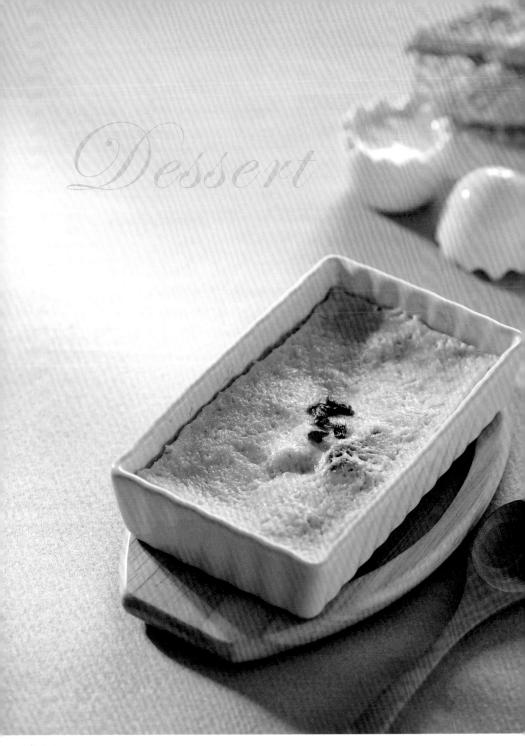

Dessert

養生
甜品

桂圓燉蛋

 材料

雞蛋⋯2顆

清水⋯600毫升

桂圓乾⋯3大匙

冰糖⋯適量

 作法

● 雞蛋打成蛋汁，加入清水、桂圓乾及冰糖充
分混合，再放入電鍋中蒸熟即可。

功效

桂圓能補氣血，雞蛋能滋養血液，兩者一起調
製成燉蛋甜品，風味獨特。

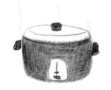

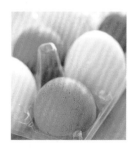

玫瑰花蘋果醬

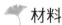 **材料**

蘋果…2顆
檸檬皮…2小匙
檸檬…1/2顆
玫瑰花…20公克
細砂糖…200公克
清水…200毫升

 作法

① 蘋果洗淨、去皮、去核，切丁後放入鹽水中浸泡；檸檬洗淨榨汁；檸檬皮切絲。

② 玫瑰花放入鍋中，加入200毫升清水，以大火煮開後，轉小火煮成軟醬狀，取出花朵，留下玫瑰汁。

③ 蘋果丁瀝乾後加入玫瑰汁中，再加入細砂糖，以中火煮約十五分鐘，改小火繼續煮軟。

④ 加入檸檬汁與檸檬皮，以小火再煮片刻後熄火。

⑤ 將果醬趁熱放入玻璃罐中，置於陰涼處冷卻，完全冷卻後放入冰箱中冷藏保存即可。

功效

蘋果與玫瑰熬製的果醬具有很優越的補血功效，能補益氣血，幫助促進血液循環，改善氣色與手腳冰冷症狀，對於氣血不順引起的月經失調也很有功效。

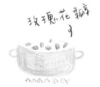

玫瑰花瓣

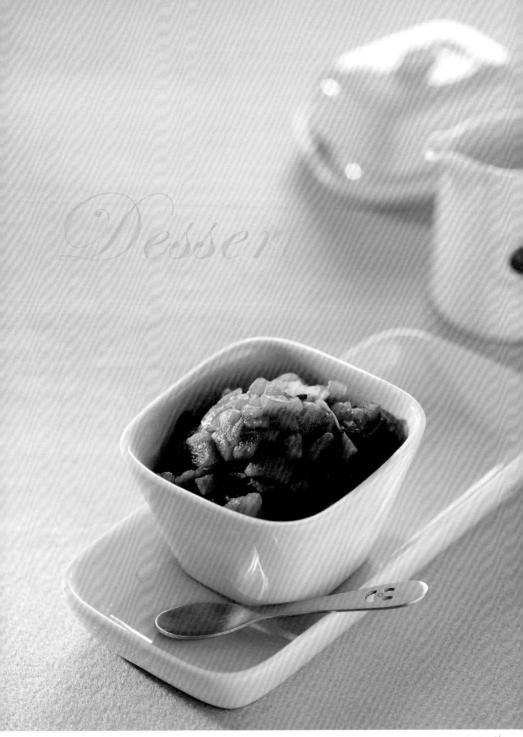

Dessert

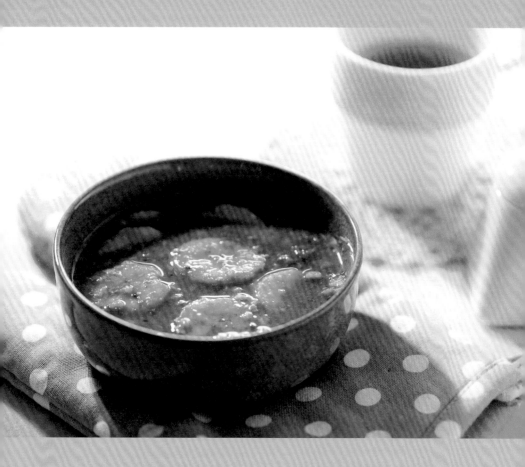

養生甜品 **香蕉燉奶**

 材料

香蕉…2根
鮮奶…100公克
麥片…50公克
葡萄乾…50公克
蜂蜜…40公克

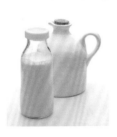

作法

① 香蕉去皮，切小塊。
② 香蕉與鮮奶、麥片混合，並加入葡萄乾，以蜂蜜調味後放入電鍋，外鍋放一杯開水蒸熟即可。

功效

香蕉燉奶充滿蛋白質與鐵質營養，能有效補充能量，幫助身體恢復體能，所含的鐵質與維生素E能改善血液循環，使臉部恢復好氣色。

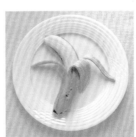
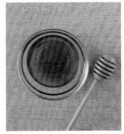

養生甜品

葡萄乾蒸枸杞

 材料

葡萄乾…30公克
枸杞…30公克

 作法

● 葡萄乾與枸杞洗淨後置於碗中，放入電鍋，
外鍋加一杯開水蒸半小時即可。

枸杞　葡萄乾

功效

枸杞與葡萄乾含有大量礦物質，能改善身體虛
弱與冰冷症狀，葡萄乾中的鐵質能補充流失的
血液。這道甜品還能安神，有助於消除氣血不
調引起的失眠症狀。

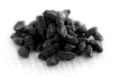

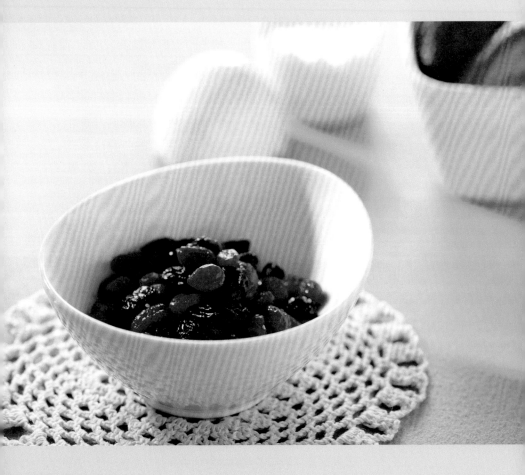

Dessert

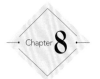

Chapter 8

趕走手腳冰冷的滋補茶飲

在辦公室裡，每天被強迫吹冷氣、受冷空氣的侵襲，因此幾乎每個上班族都有身體虛冷的困擾，尤其到了秋冬的下午，整個身體都被冷氣凍僵了，就連手腳也不聽使喚！

雖然無法改善辦公室的空調環境，但也別被動的任由身體逐漸變得冰冷，應該要自己採取解救措施：為自己準備一些滋補的茶飲吧！人在感覺寒冷時，會特別想要喝一些熱騰騰的飲品。一杯溫熱的飲品喝下去，整個身體都會溫暖起來，心情上也會得到支持與慰藉，工作所帶來的緊張與壓力也會更容易消除。

自己準備滋補飲品是最好的，比較能符合自身的需求。這裡所選擇的材料大多容易取得，且價格經濟實惠。只要準備沖泡壺或是沖泡杯，及預先準備好的補氣血茶飲包，就可在氣血低弱時隨時發揮絕佳的調補作用。

別小看一杯小小茶飲，若能持之以恆的飲用，一段時間之後就會發現手腳開始溫暖，不會動不動就感覺疲勞虛冷，而且嗜睡症狀慢慢遠離，身體的活力也會逐漸恢復！

這就是每日滋補茶飲的獨特功效。

滋補茶飲 黃耆蜂蜜茶 Tea drink

 材料

黃耆…20公克
蜂蜜…1小匙

🍳 **作法**

① 黃耆加入100毫升清水，以大火煎煮十分鐘。
② 加入蜂蜜一起煎煮，熬煮成濃稠狀即可。
③ 每次約取30毫升，搭配溫開水飲用。

功效 ✒️

黃耆對於許多上班族來說是一種非常好的滋補藥材，具有絕佳的補氣作用，不僅能幫助補血，還能提高人體的免疫力。每天固定引用黃耆蜂蜜茶，能改善長期使用電腦的眼睛與精神疲勞，為人體提高能量，補充氣血不足，氣色還能恢復紅潤。

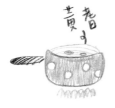

滋補茶飲 薑棗茶 Tea drink

 材料

生薑…15公克

紅棗…15公克

甘草…20公克

丁香…20公克

沉香…10公克

🍳 **作法**

● 將所有材料放入鍋中，加入300毫升清水，以大火燉煮成茶飲，取汁飲用。

功效 ✒️

薑棗茶飲能溫熱身體，經常服用可使臉部紅潤，肌膚光滑有彈性。

滋補茶飲

黑豆山楂茶

 材料

黑豆…15公克

黃豆…15公克

山楂…15公克

紅糖…15公克

作法

① 黑豆、黃豆、山楂洗淨，放入鍋中，加入200毫升清水燉煮。

② 煮好後加入紅糖調勻即可。

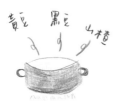

功效

黑豆含有豐富的微量元素，具有優越的補血功效，能滋補元氣；紅糖的鐵質能直接補血，山楂具有優越的消化功效。每天飲用一次，能逐漸改善貧血與虛冷症狀及臉部氣色不佳，使臉色紅潤。

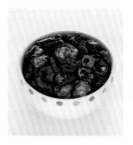
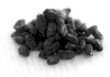

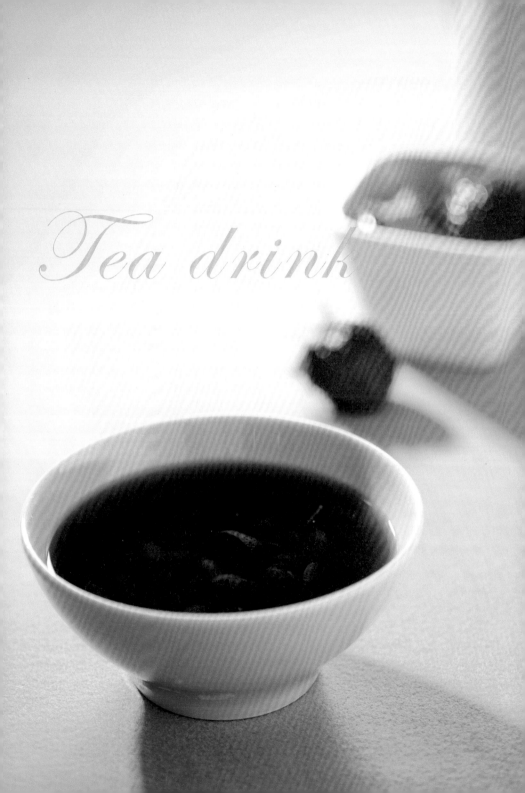

Tea drink

黃耆紅茶

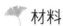 **材料**

黃耆…15公克

紅茶葉…2公克

作法

① 黃耆加100毫升清水，以大火煎煮十分鐘。

② 將紅茶葉加入，再煮約五分鐘，取汁飲用即可。

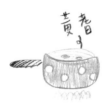

功效

這道飲品能有效補氣健胃，改善身體虛弱的症狀。

滋補茶飲

糯米紅茶

 材料

糯米…30公克

紅茶葉…4公克

作法

① 紅茶葉以100毫升滾水沖泡，取汁。

② 糯米洗淨，加入紅茶汁及200毫升清水中，以中火煮熟即可。

功效

糯米有補氣的功效，紅茶能溫熱身體，兩者一起沖泡飲用，能改善身體虛弱症狀，發揮調養氣血的功效。

滋補茶飲

黑芝麻茶

 材料

黑芝麻…20公克

紅茶葉…5公克

 作法

① 將黑芝麻放入鍋中，以小火炒熟，取出磨碎。

② 紅茶葉沖泡成茶汁，加入芝麻粉中調勻即可。

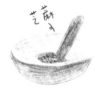

功效

黑芝麻能有效養血，滋補肝臟與腎臟，改善皮膚粗糙的現象，對於強健身體元氣很有幫助。黑芝麻能幫助補血，紅茶可溫熱身體，其多種維生素也能強健體質，促進血液循環。

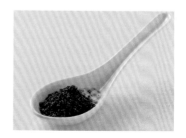

滋補茶飲

靈芝茶

 材料

靈芝…10公克

綠茶葉…3公克

作法

① 將靈芝切薄片。

② 以滾水沖泡靈芝與綠茶葉即可取汁飲用。

功效

靈芝能改善氣血不足現象，使元氣恢復，搭配綠茶一起飲用能補充元氣，強健筋骨及健腦。

滋補
茶飲

當歸補血茶

 材料

當歸 …20公克
黃耆…5公克

 作法

● 兩種材料放入碗中搗碎,加入100毫升清水
煎煮成濃汁後,取出渣滓即可飲用。

功效 ✒

當歸具有活血與補血的功效,黃耆能補氣,對
於改善體質虛弱很有幫助,這道茶飲還能有效
紓緩經痛。

玫瑰花茶

 材料

玫瑰花…50公克

冰糖…適量

 作法

● 玫瑰花、100毫升清水與冰糖放入鍋中，以小火煮約十五分鐘即可。

功效

玫瑰能促進血液循環，改善疲勞症狀，多飲用玫瑰茶能幫助調養血氣，改善月經不順症狀，紓解憂鬱與壓力，緩解壓力帶來的虛冷症狀。

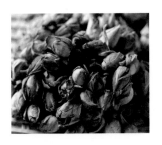

滋補
茶飲 元氣茶

 材料

黃耆…10公克

人參…5公克

肉桂…3公克

生薑…1片

甘草…2公克

作法

● 所有材料放入200毫升清水中浸泡兩小時後，以小火煎煮半小時即可取汁飲用。

功效

這道補充元氣茶可發揮滋補體能的功效，改善體虛與元氣不足及消化不良症狀。

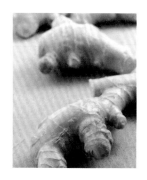

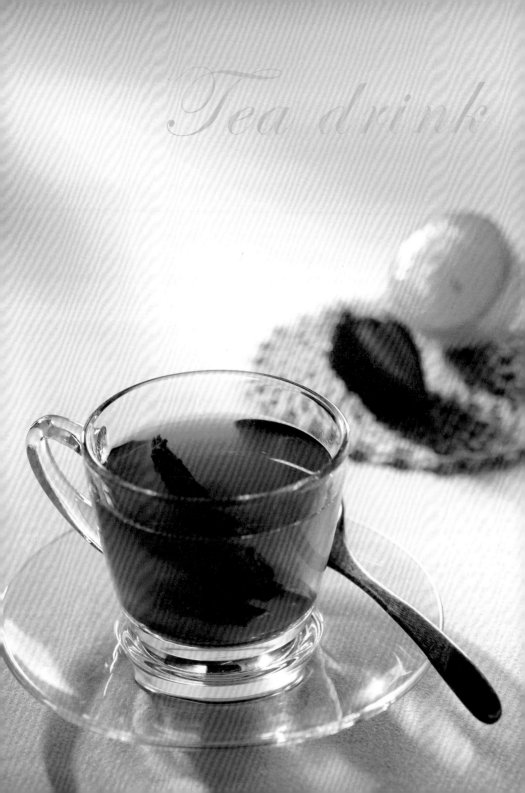

滋補茶飲

葡萄乾紅棗茶

 材料

葡萄乾…20公克
紅棗…20公克
紅茶葉…5公克

 作法

● 葡萄乾和紅棗加入100毫升清水，以大火煮開後加入紅茶葉，再煮五分鐘即可取汁飲用。

功效

葡萄乾中的鐵質能補血，紅棗中的維生素C能促進鐵質被身體吸收，紅棗的膳食纖維能幫助提高代謝力，促進血液循環，經常飲用能改善貧血症狀。

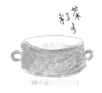

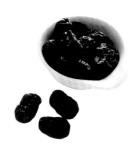

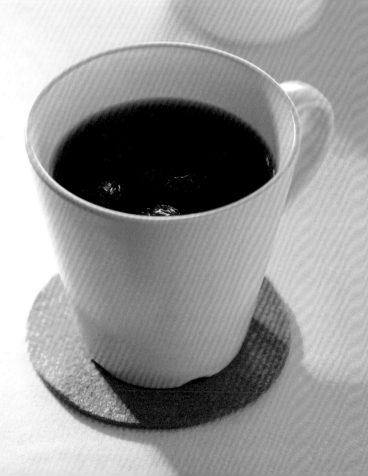

Tea drink

國家圖書館出版品預行編目資料

自然吃,補氣血/簡芝妍著. -- 二版. -- 新北市：
漢欣文化事業有限公司, 2023.04
160面；21x15公分. -- (健康隨身書；6)
ISBN 978-957-686-857-3(平裝)

1.CST: 健康飲食 2.CST: 食療 3.CST: 食譜

411.3　　　　　　　　　　　112000107

 　　　　定價320元

健康隨身書 6

自然吃，補氣血

作　　　者 / 簡芝妍

審　　　訂 / 廖婉絨

封 面 設 計 / 陳麗娜

執 行 美 編 / 陳麗娜

攝　　　影 / 數位美學 賴光煜

繪　　　圖 / 范思敏 Jasmine

出　版　者 / **漢欣文化事業有限公司**

地　　　址 / 新北市板橋區板新路206號3樓

電　　　話 / 02-8953-9611

傳　　　真 / 02-8952-4084

郵 撥 帳 號 / 05837599 漢欣文化事業有限公司

電 子 郵 件 / hsbookse@gmail.com

二 版 一 刷 / 2023年4月

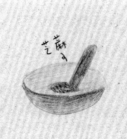

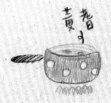

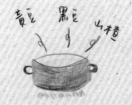

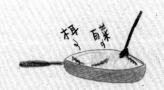